DISSERTATION
SUR
LA NOURRITURE DES OS:

OU L'ON EXPLIQUE
la Nature & l'Usage de la Moelle.

AVEC TROIS LETTRES
sur le Livre de la Generation des Vers dans le corps de l'homme.

Par Mᵉ LOUIS LEMERY,
Docteur Regent en la Faculté de Medecine de Paris; de l'Academie Royale des Sciences.

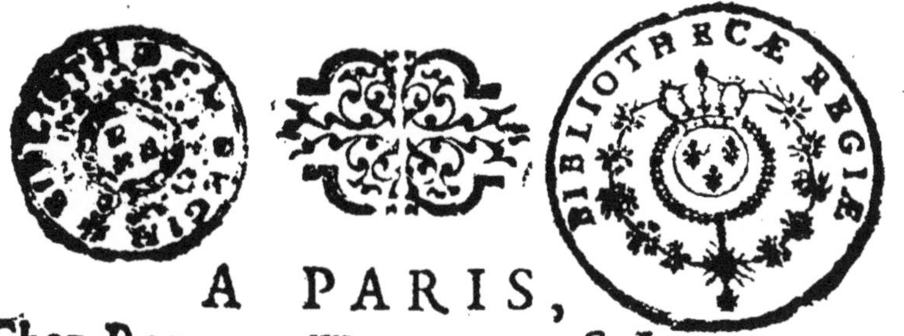

A PARIS,
Chez PIERRE WITTE, rue S. Jacques au dessus de la rue des Mathurins, à l'Ange Gardien.

M D C C I V.
Avec Approbation & Permission.

AVERTISSEMENT.

LA premiere des trois Lettres que l'on donne ici au Public ſur le Livre de la Generation des Vers dans le corps de l'homme, a déja été imprimée dans les Memoires de Trevoux du mois de Novembre 1703: mais comme c'eſt cette Lettre qui a donné lieu à l'éclairciſſement que l'Auteur de ce Traité a fait paroiſtre pour réponſe ; & qu'elle a un rapport eſſentiel avec les deux autres qui ſervent de replique à cet éclairciſſement, on les a joint ici toutes trois enſemble, pour mettre ſous une même vûë les differentes parties de cette diſpute, & donner par là moyen d'en juger à ceux qui n'ont point lû le Journal de Trevoux. Quoiqu'on ait eu la précaution dans ces Lettres de rapporter exactement le ſens & les paroles de l'Auteur ; on ne deſeſpere pas pour cela qu'il ne nous accuſe encore de lui en impoſer ; c'eſt une défenſe qui lui paroit ſi propre à le tirer d'affaire quand il ſe ſent preſſé, qu'il n'y a pas lieu de croire qu'il y renonce ſi-tôt. Il eſt vrai qu'elle ne lui feroit pas trop d'honneur, ſi tout le monde étoit d'humeur à verifier les faits. Mais il ſçait que peu de perſonnes ſe donnent aujourd'hui cette peine. Et c'eſt apparemment ce qui lui a fait franchir le pas.

Au reſte, quelque extraordinaire que puiſſe paroiſtre ſon ſentiment ſur les vers, il faut avouer à ſa décharge, qu'il n'eſt pas le premier qui ſe ſoit aviſé de les regarder comme la cauſe de la plûpart de nos maladies. Le Reverend Pere le Comte rapporte, qu'il y a des gens prévenus de cette opinion à la Chine, & qu'il s'y trouve même des Charlatans ſi intereſſez à la répandre, qu'ils ne font point de difficulté de ſuppoſer eux-mêmes des vers à leurs Malades, pour tâcher de la mettre en crédit. On n'a rien à craindre de ſemblable en ce païs-ci, tant que cette opinion y ſera particuliere à nôtre Auteur; mais comme on n'y manque pas de Charlatans non plus qu'à la Chine, & que l'eſprit de contagion n'y eſt pas moins dangereux en fait de nouveautez, on a jugé à propos de donner ce préſervatif au public.

On trouvera dans ces trois Lettres ce qu'il faut penſer du ſyſtême des vers, & dans quelles erreurs il pourroit faire tomber ceux qui voudroient l'étendre trop loin.

Ces trois Lettres ſont précedées d'une Diſſertation ſur les Os, qui ne déplaira peut-être pas au Lecteur.

APPROBATION.

J'Ay lû par ordre de Monſeigneur le Chanchelier ce manuſcrit de M Lemery le fils, qui contient une Diſſertation ſur la nourriture des Os, & trois Lettres, dont les deux dernieres ſervent de Replique à l'Eclairciſſement du Livre de la generation des Vers. Je n'ai rien trouvé dans cet Ouvrage qui doive en empêcher l'impreſſion. A Paris, ce 28 Aouſt 1704.

Signé, BURLET.

PERMISSION.

LOUIS, PAR LA GRACE DE DIEU, Roi de France & de Navarre : A nos amez & feaux Conſeillers les Gens tenans nos Cours de Parlement, Maiſtres des Requeſtes ordinaires de notre Hôtel, Grand Conſeil, Prevoſt de Paris, Baillifs, Senéchaux, leurs Lieutenans Civils, & autres nos Juges qu'il appartiendra ; SALUT. Le Sieur Lemery, de l'Academie Royale des Sciences, Docteur Regent de la Faculté de Medecine de Paris, Nous ayant fait ſupplier de lui accorder nos Lettres de Permiſſion pour l'Impreſſion d'une Piece de ſa compoſition, intitulée, *Diſſertation ſur la nourriture des Os, où l'on explique la nature & l'uſage de la Moüelle, avec trois Lettres ſur le Livre de la generation des Vers :* Nous avons permis & permettons par ces Preſentes audit Sieur Lemery le fils de faire imprimer ledit Livre en telle forme, marge, & caractere, & autant de fois que bon lui ſemblera, & de le faire vendre par tout notre Royaume pendant le temps de trois années conſecutives, à compter du jour de la datte des Preſentes : Faiſons défenſes à tous Libraires, Imprimeurs, & à toutes autres perſonnes de quelque qualité & condition qu'elles ſoient, d'en introduire d'impreſſion étrangere dans aucun lieu de notre obeïſſance : à la charge que ces Preſentes ſeront enregiſtrées tout au long ſur le Regiſtre de la Communauté des Imprimeurs & Libraires de Paris, & ce dans trois mois de la datte d'icelles ; que l'impreſſion dudit Livre ſera faite dans notre Royaume, & non ailleurs, & ce en bon papier & beaux caracteres, conformément aux Reglemens de la Librairie ; & qu'avant que l'expoſer en vente il en ſera mis deux Exemplaires dans notre Bibliotheque publique, un dans celle de notre Château du Louvre, & un en celle de notre tres-cher & feal Chevalier Chancelier de France, le Sieur Phelypeaux, Comte de Pontchartrain, Commandeur de nos Ordres, à peine de nullité des Presentes; du contenu desquelles vous mandons & enjoignons de faire joüir l'Exposant, ou ceux qui auront droit de lui, pleinement & paisiblement, sans souffrir qu'il leur soit fait aucun trouble ou empêchement. Voulons qu'à la copie desdites Presentes qui sera imprimée au commencement ou à la fin dudit Livre, foy soit ajoutée comme à l'Original Commandons au premier notre Huissier ou Sergent, de faire pour l'execution d'icelles tous Actes requis & necessaires, sans autre permission, & nonobstant clameur de Haro, Chartre Normande, & Lettres à ce contraires: CAR tel est notre plaisir. Donné à Versailles le trente-uniéme jour d'Aoust l'an de grace mil sept cent quatre, & de notre Regne le soixante-deuxiéme. *Signé*, Par le Roi en son Conseil, LE COMTE.

Registré sur le Livre de la Communauté des Libraires & Imprimeurs de Paris, n. 240. page 341. *conformément aux Reglemens, & notamment à l'Arrest du Conseil du* 13. *Aoust* 1703. *A Paris ce* 22. *Septembre* 1704. Signé, P. EMERY, *Syndic.*

DISSER-

DISSERTATION
sur la nourriture des Os, où l'on explique la nature & l'usage de la Moelle.

De toutes les parties du Corps les plus dures & les plus solides sont les Os ; ils sont faits pour servir de bâze & d'apui à toutes les autres parties, & ils n'en pourroient jamais soutenir le poids sans la solidité dont la nature les a pourvûs. Cette verité n'a pas besoin de preuve, & elle ne paroît que trop évidemment dans certaines maladies où les os deviennent si mous, que le malade ne peut presque plus se remuer, ni faire aucune fonction.

La dureté & la solidité des Os viennent principalement des parties terrestres en quoi ils abondent ; ce n'est pas qu'ils ne contiennent aussi de l'huile, du phlegme & du sel volatile ; mais ces principes ne s'y trouvent pas à beaucoup prés en aussi grande quantité, & ils ne servent particulierement qu'à unir plus intimement ensemble les parties terrestres. Si ces principes, à la reserve du Sel, dominoient davantage dans la composition de l'Os, bien loin d'en faire un Corps solide, ils n'en feroient qu'un Corps mou : si au contraire ils y étoient en trop petite quantité, le Corps de l'Os se réduiroit aisément en poudre, ou du moins il se romproit facilement, comme il arrive dans les Os, dont on a enlevé par le feu une partie de leur humidité.

Pour voir combien les Os contiennent de parties terrestres, j'ai pris un gros Os de bœuf; je l'ai fait calciner entierement, & il s'est trouvé aprés la calcination qu'il n'avoit perdu environ que la moitié de son poids; ce qui marque que les seules parties terrestres étoient presque en aussi grande quantité dans cet Os, que l'huile, le phlegme & le sel joints ensemble ; cependant il faut rabattre de cette terre restée aprés la calcination, une tres petite quantité de sel fixe alcali, que j'ai retiré par la lescive.

Tous les Os ne donnent pas une égale quantité de terre, on en retire plus ou moins, suivant qu'ils sont plus ou moins solides ; si l'on calcine, par exemple, une livre d'Os tendres & cartilagineux, comme sont les Os des côtes, on aura au plus quatre à cinq onces de terre.

La ſolidité des Os differe beaucoup, ſuivant les âges differens de la vie. Dans les commencemens, ils ſont tendres & mous; dans la ſuite, ils deviennent plus fermes, & plus ſolides, & enfin ils n'acquierent leur dernier degré de ſolidité qu'avec l'âge.

Cette differente ſolidité des Os s'accorde parfaitement avec leurs differens beſoins. D'abord il eſt neceſſaire qu'ils s'étendent conſiderablement, & pour lors leurs fibres ont toute la ſoupleſſe requiſe pour cela; mais quand ces mêmes Os ſont parvenus à une certaine grandeur, il eſt bon qu'ils y reſtent, & qu'ils ne s'étendent point d'avantage; auſſi la ſoupleſſe de leurs fibres ſe détruit-elle alors preſqu'entierement. Il eſt encore à conſiderer que les Os étant le fondement ſur lequel toutes les autres parties du Corps ſont placées, ils doivent répondre par leur ſolidité au poids qu'ils ont à ſoutenir, & qui varie ſuivant les âges. Dans l'enfance les parties étant encore petites ne pezent que foiblement, auſſi les Os n'ont ils pour lors que peu de ſolidité; mais comme ces parties en augmentant peſent toujours de plus en plus ſur leurs fondemens, ces mêmes fondemens acquierent aussi plus de force pour pouvoir leur resister.

Plusieurs sinus qu'on apperçoit distinctement dans le crane des adultes, ne sont point encore sensibles dans celui des enfans. La raison de cette difference vient de ce que les parois de ces petites cavitez, sont d'abord unies en quelque sorte; mais à proportion de l'extention des parties de l'Os, ces mêmes parois se séparent & s'éloignent les unes des autres.

M. Meri, de l'Academie Royale des Sciences, m'a fait voir l'Os de la machoire inferieure d'une vieille femme, dans lequel non seulement les alveoles étoient entierement aneanties, mais encore dont le volume paroissoit considerablement diminué. Quoique l'on n'aperçoive peut être pas une diminution bien sensible dans les autres Os des vieillards, neanmoins ne pourroit on pas conjecturer qu'ils perdent toujours un peu de leur volume? en effet, outre que dans cet âge toutes les parties solides ne se réparent plus aussibien qu'auparavant par le défaut des sucs nourriciers; il semble encore que les fibres de ces mêmes parties solides, ont perdu pour lors presque tout leur ressort; d'où l'on peut inférer avec quelque vrai-semblance, que les fibres osseuses étant privées dans un âge avancé d'une partie de la force par laquelle elles se soutenoient, s'affaissent en quelque sorte sur elles-mêmes, & diminuant par cet affaissement la capacité de leurs cellules, elles diminuent aussi le volume de l'Os, mais à la verité d'une maniere peu sensible.

Quelques solides que soient les Os, ils ne laissent pas de souffrir une dissipation continuelle, & d'avoir besoin d'un suc qui répare par des parties de même nature, la perte qu'ils font à chaque instant; ce suc que l'on peut appeller la matiere prochaine de la nourriture des Os, a été de tout temps un sujet de dispute parmi les Physiciens. Hyppocrate, Galien, & avec eux les plus celebres Medecins de l'antiquité, prétendent que la nourriture des Os vient immédiatement de la moelle, comme celle des chairs vient du sang. Aristote, & ses sectateurs soutiennent au contraire, que la moelle ne doit être regardée que comme l'excrement des Os. Chaque parti avoit ses raisons particulieres, que l'on ne raportera point ici: qu'il nous soit seulement permis de dire, que ces grands hommes quelques habiles qu'ils fussent d'ailleurs, étoient peu en état de bien aprofondir cette question. Premierement, parcequ'ils ignoroient non seulement la circulation du sang, mais encore de quelle maniere cette liqueur se distribue dans toute la substance des Os, & du Corps de la moelle pour porter à chacun d'eux les sucs qui leur conviennent, découvertes de la nouvelle Anatomie. En second lieu, parcequ'ils étoient peu versez dans la science de la Chymie, qui n'est pas d'un petit secours pour découvrir la nature particuliere des sucs du Corps, & leur convenance à certaines parties plutost qu'à d'autres.

Si l'on veut voir distinctement la distribution des vaisseaux sanguins dans toute la substance des Os, il faut choisir pour cela l'Os encore tendre d'un jeune animal; car les vaisseaux sanguins trouvant peu de resistance dans la substance molle de cette partie, s'étendent & grossissent considerablement par l'impulsion continuelle du sang. Mais dans la suite, à proportion que l'Os acquiert plus de solidité, il comprime d'avantage ses vaisseaux, qui deviennent alors beaucoup moins sensibles.

Les Os dans leur état de perfection, demandent moins de nourriture que dans leur commencement, non seulement parcequ'étant plus solides, il se fait une moindre dissipation de leur substance, mais encore parcequ'ils n'ont plus besoin de s'étendre: aussi la nature semble t-elle y avoir mis ordre, car il se trouve précisement pour lors que le sang, par une méchanique merveilleuse, n'est plus porté dans ces parties aussi abondamment qu'il l'étoit auparavant.

Les vaisseaux sanguins se répandent dans toute la substance des Os, de la même maniere, & peut-estre en aussi grande quantité qu'en aucune autre partie du Corps; & quoique ces vaisseaux ne soient pas toujours bien sensibles dans les os qui ont acquis toute la dureté dont ils sont capables; cependant on ne peut douter que ces mêmes vaisseaux n'y soient aussi existans que dans les Os plus tendres. Quand on casse l'os d'un animal nouvellement tué, il sort de la substance même de cet Os des goutelettes de sang; d'ailleurs il est aisé de voir par l'operation du trépan qu'il y a du sang entre les deux tables du crane: enfin comme la nature se découvre quelquefois d'avantage dans certains sujets que dans d'autres; M. Meri a chez lui un Os dur & solide, où l'on voit un gros vaisseau sanguin qui traverse en long la substance de cet Os.

Le Sang étant donc porté dans les

Os par une infinité de petites arteres ; ces arteres versent dans le Corps même de ces parties, un suc dont on expliquera plus particulierement la nature dans la suite : ce suc reçu dans les vesicules osseuses, à cause de la ressemblance & de l'affinité qu'il a avec la substance même de l'Os, se colle aux parois de ces vesicules, & insensiblement il s'y condense, & il s'y fige de maniere, qu'il acquiert enfin toute la solidité de l'Os.

Cette explication est fondée sur des experiences certaines & incontestables, & elle ne suppose rien que de simple & de naturel. La seule chose qui pourroit encore faire douter de sa verité, est un certain préjugé pour la moelle que les uns se sont fait par la lecture des anciens, & les autres par le peu de soin qu'ils ont apporté à aprofondir cette question ; en effet à la premiere vûe de la moelle contenue dans les Os, il semble que l'on soit naturellement porté à lui attribuer la nourriture de ces parties. Mais peut-être ce préjugé se dissipera-t-il en examinant la nature & l'usage de ce suc.

La moelle est une graisse fine & délicate, renfermée en plusieurs vesicules membraneuses tres-déliées, communiquant les unes aux autres, dans le tissu deſquelles cette graiſſe eſt filtrée. Sans examiner ſa nature & le peu de rapport qu'elle a avec la ſubſtance des Os, il ſemble qu'il ſuffiroit de dire pour convaincre qu'elle ne les nourrit point, qu'elle ne ſe trouve que dans quelques-uns qui ont une cavité, & que ceux qui ne contiennent point de moelle, ne laiſſent pas de ſe nourrir auſſi bien que les autres. Mais on ne manqueroit pas de repliquer que dans ces mêmes Os, où l'on ne découvre point de moelle, il y en a cependant une veritable cachée dans le Corps même de l'Os, & qui y a été verſée par le ſang. Cette raiſon ſeroit convaincante ſi le ſuc que les arteres verſent continuellement dans le Corps de l'Os, avoit effectivement quelque reſſemblance avec la moelle; mais il eſt aiſé de prouver que ce ſuc & la moelle ſont d'une nature tout-à-fait différente.

Galien ſemble s'être contredit lui-même ſur le fait de la moelle; car il dit que certains Os qui n'ont point de cavitez ſenſibles, ſont ſans moelle; & dans un autre endroit, il prétend que la moelle eſt la matiere de la nourriture de tous les Os. Du Laurent pour accorder Galien avec lui-même, & pour lui ſauver une contradiction manifeſte, diſtingue deux ſortes de moelle, ſuivant les lieux où elle habite: l'une, dit-il, eſt blanche & épaiſſe, & elle ſe rencontre dans la cavité de l'Os; l'autre eſt rougeaſtre & plus liquide, & elle ſe trouve dans les petites cellules oſſeuſes. Quoique cet Auteur donne à l'un & à l'autre ſuc le nom commun de moelle, il eſt cependant obligé de mettre entr'eux quelque difference; & peut-être en eût-il mis beaucoup d'avantage par raport à leur ſubſtance & à leurs uſages, s'il les eût examinez avec plus de ſoin, & s'il ne ſe fût pas fait un point d'honneur de parler le langage de Galien, & de penſer préciſement comme lui.

Ces deux liqueurs que l'on confond enſemble, different cependant beaucoup par leur goût, par leur ſubſtance, & par leurs uſages. Pour ce qui regarde la difference de leur goût, il eſt aiſé de s'en convaincre, en comparant le ſuc tiré de la ſubſtance de certains Os tendres, avec la moelle contenue dans la cavité des Os. On appercevra pour lors, que la moelle n'eſt à proprement parler, qu'une graiſſe plus agreable à la verité que les autres graiſſes, parcequ'elle contient une huile plus fine, plus délicate, & peut-être chargée d'une plus grande quantité de ſels volatiles ; mais cette moelle excite des nausées, comme les autres graisses, par l'abondance de ses parties huileuses, propres à produire cet effet. Le suc au contraire des Os ressemble par son goût, à ces jus de viande qui donnent une saveur douce & agréable, sans causer à l'estomac, ces raports & ces nausées que l'on remarque quand on a mangé de la moelle. Enfin je ne croi pas qu'il y ait moins de difference entre le suc des Os & la Moelle, par raport à leur goût & à leur substance, qu'il y en a entre le suc d'une viande, & la graisse qui se trouve autour de la même viande. Cette verité paroîtra clairement par l'expérience suivante.

J'ai mis dans un vaisseau de terre des Os concassez, & avec leur moelle, j'ai versé pardessus une certaine quantité d'eau ; j'ai fait bouillir le tout pendant quelques heures, ensuite j'ai tiré le vaisseau du feu, & j'ai remarqué que la liqueur contenoit deux sortes de substances ; l'une paroissoit une huile nageant sur le bouillon, comme certaines huiles font sur l'eau commune ; elle s'est figée quand le bouillon a été refroidi. L'autre portion contenue dans la liqueur, êtoit mucilagineuse, semblable par sa consistance, & même par son goût à de la gelée de viande ou de corne de cerf Cette portion est devenue encore plus épaisse & plus mucilagineuse, en la faisant bouillir de nouveau, & la laissant ensuite refroidir.

Je dis que la premiere portion n'est autre chose que la moelle, aussi ne se retire t'elle que des Os qui en ont dans leurs cavitez, & quand ils sont tout à fait solides, ou qu'on leur a ôté leur moelle, ils ne donnent plus cette substance huileuse qu'on a remarquée dans l'experience précedente. Pour la seconde portion, je l'appelle le suc nourricier des Os; premierement, parcequ'il se peut retirer generalement de toute sorte d'Os; en second lieu, parcequ'il habite dans le corps même de l'Os, & qu'il peut parconsequent le nourrir immediatement. Et en troisiéme lieu, parcequ'il a une consistance & des qualitez propres pour nourir, ce que la moelle ne paroît point avoir. En effet ce suc est une espece de colle ou de limphe visqueuse propre à s'attacher aux parties solides & à s'y durcir; Caractere essentiel d'un suc nourricier sans lequel on n'a aucune raison d'asseurer qu'une liqueur soit capable de nourir. Ce suc comme il a été prouvé, acquiert d'autant plus de consistance, & de solidité, que la chaleur a fait une plus forte impression sur lui, & qu'elle en a fait élever une plus grande quantité de phlegme. On peut donc dire avec quelque vraiſemblance, que cette colle n'a particulierement beſoin que de chaleur pour devenir ſemblable par ſa conſiſtance aux parties qu'elle doit nourir. Pour la moelle, je la compare pendant qu'elle eſt dans ſes veſicules, à une huile figée, qui ſe fond par la moindre chaleur, & qui bien loin d'acquerir enſuite par cette même chaleur une conſiſtance pareille à celle du ſuc dont on vient de parler, n'en paroît devenir que plus fluide & plus coulante. Enfin la ſeule inſpection de la moelle & du ſuc que l'on retire du corps des Os, prouve ſuffiſamment la difference de ces deux liqueurs, par raport à leur ſubſtance & à leurs uſages. L'une par la facilité qu'elle a à s'épaiſſir ſert à la nourriture des Os : L'autre par la fluidité & & la molleſſe de ſes parties contribue à la ſoupleſſe de ces même Os, comme on l'expliquera plus amplement dans la ſuite.

Nous ne dirons donc point, comme font quelques uns, que ce qui nourrit l'Os eſt un extrait de ce qu'il y a de plus délicat, & de plus fin dans la portion huileuſe du ſang. Ne paroît-il pas même inconcevable qu'une huile auſſi fine & auſſi délicate puiſſe nourir des parties auſſi terrestres, & aussi grossieres que les Os? Il y a plus, si l'on veut examiner la nature des graisses du corps les plus grossieres, on appercevra bien-tôt qu'elles ne portent pas plus le caractere essentiel d'un suc nourricier que la moelle ; & qu'ainsi certains Anatomistes se trompent, quand ils s'imaginent que la graisse contenue dans les cellules de la membrane adipeuse, peut servir dans une grande abstinence à la nourriture de toutes les parties du corps en rentrant dans les vaisseaux sanguins, & en se distribuant ensuite dans tout le corps. Si ce sentiment étoit véritable, les Personnes grasses & replettes qui suivant cette supposition, auroient fait une ample provision de sucs nourriciers, tombant dans un longue maladie ne devroient d'abord diminuer sensiblement que par leur graisse, & leurs chairs devroient demeurer, ou du moins paroître demeurer dans le même état, jusqu'à ce que toute la graisse fut épuisée. Or on remarque le contraire ; car les chairs diminuent à proportion de la graisse, & elles ont quelquefois perdu un tiers de leur volume, qu'il se trouve encore de la graisse dans la membrane adipeuse : les principaux usages de cette graisse sont donc premierement, d'entretenir la chaleur du corps ; aussi voit-on que les personnes qui en ont le plus, sont moins sensibles au froid que les autres. Secondement, d'humecter les muscles sur lesquels elle est située ; car sans cela, ils se dessecheroient trop par leur mouvement presque continuel. En troisiéme lieu, d'empêcher la peau de se rider ; inconvenient qui arrive ordinairement aux personnes maigres.

Quoique la moelle ne paroisse pas être le suc nourricier des Os, elle ne laisse pas d'être d'une grande utilité dans ceux où elle se rencontre. Elle est d'une substance fine & délicate ; c'est ce qui fait qu'elle se fond tres vîte par la chaleur, & qu'elle s'insinue aisément entre les fibres osseuses, qui étant humectées par ce suc, sont plus souples & moins cassantes, qu'elles ne seroient sans cela. La moelle, comme le remarque un habile Anatomiste, a tant de facilité à se répandre par la moindre chaleur entre les fibres de l'Os, que quand on veut blanchir des Os, pour en faire un squelette, si l'on n'a eu soin auparavant d'en emporter toute la moelle, elle s'écoule bien-tôt par leurs parties exterieures, & elle les jaunit.

Tous les Os ne contiennent pas de la moelle ; elle ne se trouve que dans ceux qui sont sujets à de grands mouvemens, & dont les fibres se dessecheroient trop vîte, si elles n'étoient continuellement humectées. C'est dans cette vûe que la nature a aussi placé certaines graisses autour de quelques parties qui souffrent des mouvemens violens. Nous avons déja parlé de l'usage de la graisse contenue dans la membrane adipeuse; on trouve encore de la graisse autour du cœur, prés des articles, & en quantité d'autres endroits; mais de toutes les graisses, celle qui est la plus fine, & qui se fond le plus aisément, c'est la moelle, aussi est-elle destinée à passer au travers d'un tissu bien plus serré; de plus, comme elle habite dans une partie, où elle ne souffre aucune compression, & où la chaleur est tres médiocre, elle doit avoir d'autant plus de facilité à se fondre, sans quoi elle demeureroit toujours dans ses vesicules.

La moelle étant donc destinée pour s'insinuer entres les fibres des Os, & pour les humecter dans leur mouvement, on conçoit aisément, que plus ces mêmes Os sont en mouvement, plus ils ont besoin de cette liqueur onctueuse; aussi a-t-elle pour lors plus de facilité à se fondre, & à se répandre abondamment dans les intervalles de leurs fibres; de sorte que si quelqu'animal continue à se mouvoir pendant un long-temps, le magazin de la moelle, doit enfin

enfin s'épuiser, ou du moins diminuer considerablement par la perte continuelle qu'il fait de sa liqueur.

Cette verité paroît clairement dans les moutons qu'on a tuez immediatement aprés les avoir fait venir de fort loin; car si l'on examine pour lors leurs Os, on n'y trouve presque point de moelle; quand au contraire on a eu soin de laisser reposer ces animaux pendant quelque temps, dans une Bergerie, où ils ont été bien nourris, leurs Os se trouvent remplis de moelle; Premierement, parceque ces animaux ont eu le temps d'en faire un nouveau fond, par la bonne nourriture qu'ils ont eue; & en second lieu, parcequ'étant en repos, leurs Os en ont depensé tres peu.

Comme les Os des jeunes enfans sont naturellement tendres & humides, ils n'ont pas grand besoin de moelle, & ils n'en contiennent aussi que tres peu pour lors; on remarque même que le corps de leur moelle, est plutôt rouge que blanc. Pour concevoir ce fait, il faut faire attention à deux choses, sçavoir à la differente grosseur des vaisseaux sanguins suivant les âges, & à celle des vesicules de la moelle. Les vaisseaux sanguins qui arrosent le corps de la moelle partent du corps même de l'Os, ainsi l'on conçoit aisément que dans les commencemens, ils doivent être plus gros que dans la suite, comme il a déja été prouvé. Pour les vésicules de la moelle, elles sont d'abord fort petites, & elles contiennent tres peu de moelle; il n'est donc pas étonnant qu'elles soient presque tout à fait couvertes pour lors, par les ramifications des vaisseaux sanguins qui communiquent aisément leur couleur à tout le corps de la moelle; mais dans la suite cette couleur rouge disparoît, premierement, parceque les vaisseaux sanguins diminuent considerablement de capacité; & en second lieu, parceque les vesicules de la moelle étant alors plus étendues & gonflées par la quantité du suc qu'elles contiennent, elles s'élevent en quelque sorte sur leurs propres vaisseaux, & elles en cachent une partie de même qu'il arrive aux gens gras, à l'exterieur desquels les vaisseaux sont moins sensibles, qu'aux Personnes maigres. Le corps de la moelle a en cet état une couleur blanche au dedans, & au dehors, parceque les vesicules, & la moelle même figée, ont la même couleur.

On a retranché de la Lettre suivante tout ce qui n'est point du sujet des vers. Pour les deux autres, comme il n'y a rien qui ne regarde cette matiere, on les donne ici toutes entieres.

PREMIERE LETTRE

Ecrite à Monſieur Boudin, Conſeiller d'Etat, premier Medecin de Monſeigneur, Docteur Regent, & ancien Doyen de la Faculté de Medecine de Paris; ſur le livre de la generation des vers dans le corps de l'homme.

L'Auteur de ce traité s'étant engagé à écrire ſur les vers, a crû qu'il ne pouvoit mieux faire, pour relever le merite de ſon Ouvrage, que de s'étendre ſur le pouvoir de ces inſectes. Dans cette vûe il n'a pas manqué d'épouſer le ſentiment de quelques nouveaux Philoſophes qui prétendent que tous les animaux viennent de vers ſpermatiques. * Mais il étoit naturel qu'il adoptât ce ſyſtême; on n'y trouve donc point à redire. Il ſe rencontre aſſez d'autres choſes dans ſon livre qui ſont de ſa façon, & qui n'offrent pas moins de matiere au Cenſeur le plus indulgent. Il ne tient pas à notre Auteur, que les vers ne cauſent toutes nos maladies; [a] & il a ſoin de prévenir d'abord le Lecteur, qu'il y a peu de perſonnes ſaines ou malades qui ſoient exemptes de vers. On devine aſſez quel eſt ſon motif. Il veut par ce

* P. 354. a, P. 9.

petit préliminaire autoriser ses explications touchant les maladies dont il parlera dans la suite.

Il tâche de rendre raison des furoncles, des éleveures & de ces galles universelles qui affligent tout le corps. * Pour cela il a recours aux vers sanguins. Ces vers, dit il, suivent le cours du sang ; c'est à dire que du cœur ils sont portez par les arteres dans les chairs, d'où ils sont repris par les veines ; mais comme il arrive quelquefois qu'ils sont trop gros pour être reçûs avec le sang dans ces mêmes veines, ils restent dans les chairs, où ils causent les maladies dont on vient de parler. Voilà son explication telle qu'elle est raportée dans son livre. Ne paroît-elle pas supposer deux faussetez évidentes. Car premierement la capacité des veines, qui de l'aveu de tous les Anatomistes, est beaucoup plus grande, que celle des arteres doit être suivant cette explication beaucoup plus petite, puisqu'il semble que les arteres ont bien pû contenir les vers dont il s'agit, quelques gros qu'ils fussent ; & que les veines qui leur répondent sont trop étroites pour les pouvoir laisser passer.

En 2e lieu les pores des chairs, qui sont effectivement tres petits, répondent néan-

* P. 114.

moins, ſelon nôtre Auteur, à la capacité des arteres ; puiſqu'ils peuvent contenir auſſi bien qu'elles, les gros vers qui en viennent ; & ces pores ont en même tems une capacité plus grande que celle des veines qui ne permettent pas le paſſage à ces vers.

C'eſt ainſi que nôtre Auteur ſçait tirer partie des vers ſanguins pour expliquer la galle ; il l'explique encore dans un autre endroit de ſon livre, par des ſemences de ver, qui ſe ſont inſinuées par dehors dans les pores des chairs, & il ne ſe contente pas d'avoir recours à ces petits animaux pour les maladies qui regnent preſentement, il remonte juſqu'au tems de Marc-Antoine, pour rendre raiſon des Simptomes Epidemiques qui attaquérent les Romains dans la guerre, contre les Parthes. Cette maladie conſiſtoit dans une fureur qui leur faiſoit foüir la terre à belles mains ; & comme Appien Alexandrin raporte qu'elle fut incurable faute de vin ; nôtre Auteur infere de là, qu'elle venoit de vers encéphales.

La pleureſie eſt tres ſouvent cauſée par les vers, ſelon nôtre Auteur, * il ne dit pas que cette maladie vient quelquefois des vers, mais qu'elle en vient tres ſouvent. Cependant, il n'avance cette pro-

* P. 130. 132, 247.

position qu'à l'occasion d'un seul pleuretique, qu'il acheva de guerir en lui faisant sortir un grand ver appellé *Solium*. Ne semble-t'il pas à l'entendre dire, que la plû-part des pleuresies soient vermineuses ; mais quand bien même elles le seroient ; ce qui est tres faux ; pourquoi regarder plustot les vers comme la cause, que comme le produit de la maladie ; ne conçoit on pas aisément que dans cette mauvaise disposition, les liqueurs du corps fermentant plus fortement qu'à leur ordinaire, elles peuvent faire éclore des vers, qui ne se seroient point developpez sans cela ?

On peut faire un raisonnement semblable dans la plus-part des maladies vermineuses, & même dans celles dont notre Auteur attribue la cause aux vers avec le plus d'apparence de verité. Par exemple il dit que leciron se traîne sous la peau, qu'il la ronge peu-à peu & qu'il y cause de grandes demangeaisons, & de petites ampoulles, sous lesquelles on le trouve caché quand on les pique. Mais ne pourroit-on pas expliquer aussi vraisemblablement ces ampoulles & ces demangeaisons par une humeur acre, extravasée, qui sejournant dans la partie, fermente de plus en plus & fait éclore les vers dont elle contient les œufs. On ſçait qu'une humeur acre eſt capable de produire cet effet, & j'ai experimenté pluſieurs fois qu'en touchant à des bouteilles ſur leſquelles il étoit tombé quelques gouttes d'un eſprit acide mineral, j'ai reſſenti à la main des demangeaiſons conſiderables. De-plus combien y-a-t'il d'ampoules accompagnées de demangeaiſons où il ne ſe rencontre point de vers ; ce qui ſemble prouver que quoi que l'on trouve quelquefois un ver dans une ampoule ; il ne s'enſuit pas de-là que ce ſoit la cauſe de la maladie ; mais ſeulement un effet qui n'arrive pas toujours.

Ne peut on pas encore raiſonner de la même maniere, lorſque l'on trouve les inteſtins troüez, & des vers répandus dans toute la capacité du bas ventre ? Car alors on trouve aſſez ſouvent beaucoup de pus épanché dans la même capacité. Or ce pus peut non ſeulement avoir troüé les inteſtins, mais encore avoir cauſé une corruption aſſez grande pour faciliter le dévelopement de pluſieurs œufs de vers. Ce raiſonnement paroît d'autant plus probable, que dans une infinité d'occaſions où il n'y a point de vers, le pus ſeul par ſes particules âcres & corroſives, ſe fait quelquefois jour bien avant dans les parties musculeuses. On a donc souvent grand tort d'attribuer aux vers la cause de plusieurs maladies, dont ils ne sont tout au plus que l'effet.

Dans les fiévres malignes dernieres nôtre Auteur faisoit rendre un fort grand nombre de vers, aprés quoi il guerissoit par l'usage des cordiaux, & il assure qu'il n'a point trouvé de meilleur moyen pour chasser ces maladies, que de les traiter par raport aux vers. * On ne veut point nier que dans les fiévres malignes dernieres, il n'y eût quelquefois des malades qui jettassent des vers. Mais si son observation étoit telle qu'il la raporte; tout Medecin auroit reconnu ce fort grand nombre de vers, dont il parle, ce qui n'est assurément point arrivé.

Nôtre Auteur rejette absolument le sentiment de ceux qui attribuent les excés de mouvemens veneriens à l'irritation que font les vers spermatiques aux parties qui les renferment, a comment s'est-il pû résoudre a abandonner ainsi le parti de ces animaux, & quelle raison l'a pû obliger à les exclurre plutôt en cette occasion qu'en plusieurs autres, où il les admet si mal à propos. Par exemple il soûtient bienque les vers veneriens en ron-

* *P.* 142. a *P.* 115.

geant,

geant, & mordant tout ce qu'ils trouvent, causent tous les ravages qui arrivent dans les maladies veneriennes.[b] Cependant, il est assez difficile à concevoir que les Nodus, les Exostoses, & plusieurs autres simptomes veneriens, qui denotent naturellement un acide fort corrosif, & coagulant, soient l'effet de vers; de plus les douleurs que ces insectes produiroient, seroient bien differentes de celles que ressentent ceux qui ont cette maladie. Nôtre Auteur pour prouver son sentiment, dit avoir vû un jeune homme attaqué de ces sortes de maux, qui n'ayant pris aucune préparation de Mercure; mais seulement quelques remedes contres les vers, comme l'aloës & la Gentiane, & ensuite la Squine & la salse-pareille en ptisanne, fut parfaitement gueri. Mais étoit-il bien sûr, que ce jeune homme eût une maladie venerienne? Nôtre Auteur ne seroit pas le premier qui se seroit trompé sur cela; & les plus grands praticiens, dans ces sortes de maux, avoüent que les cures qui se font en pareil cas, sans le secours du Mercure, ou sont sujettes à caution, ou ne sont nullement de maux veneriens.

L'affectation de nôtre Auteur à mettre sur le compte des vers tout autant de ma-

b P. 118.

ladies qu'il peut, paroît encore en plusieurs endroits de son livre, & particulierement dans ses Aphorismes. En voici quelques-uns assez singuliers.

Les grains de la petite verole sont remplis de vers; plus il y a de vers dans ces grains, & plus ces grains marquent. Pour les empêcher de marquer, on n'a qu'à froter le visage d'une eau qui tuë les vers. Quand au commencement de la petite verole, on se baigne les pieds dans du lait chaud, toute la petite verole se jette sur les pieds & le visage en est exempt, parce que les vers qui font les pustules courent au lait. La fistule lacrymale, les cancers, l'hidropisie, les tumeurs & les Excroissances du corps, les maladies que l'on attribuë à des sorts, sont causées par des vers; enfin les difformitez qu'on apporte en naissant, viennent aussi de vers, qui ont rongé les parties tendres du fœtus. On peut juger de la bonté des autres aphorismes de Nôtre Auteur par cet échantillon, on voit bien qu'il a voulu faire passer pour certaines, à la faveur du titre specieux d'Aphorismes, plusieurs propositions qui n'en portent point du tout le caractere, & qui ne sont la pluspart que des suites d'un systême fait à plaisir.

En parlant du *solium*, nôtre Auteur

dit une chose qui merite une attention particuliere; * sçavoir que ce ver contient dans toute son étenduë, un amas de petits corps globuleux, qu'il assure être de veritables œufs; que ces œufs après être sortis du ventre du ver, & avoir grossi dans l'intestin de l'homme, sont ce que l'on trouve en si grande abondance sous la forme de graines de concombre dans les excremens de ceux qui ont ce ver. Comment accorder ce sentiment avec ce qu'il dit ailleurs, que le *solium* est toujours seul de son espece dans le corps de l'homme,[a] & que quand il en est une fois sorti, il ne s'y rengendre plus. Car si les œufs, dont on a parlé, sont en si grand nombre; qui peut en empêcher quelques uns de se déveloper? Voici la raison que nôtre Auteur en apporte; [b] C'est, dit-il, parceque le ver d'où viennent ces œufs, consume lui seul tout le chyle qui leur seroit necessaire pour se déveloper entierement. Cette raison pourroit tout au plus avoir lieu pour expliquer comment les vers éclos, ne peuvent atteindre à la grandeur de celui dont ils viennent; mais elle ne fait point sentir, pourquoi ces œufs ne se dévelopent point

* P. 84. & 85.
a P. 33. & 90.
b P. 87.

du tout. Car pour ſe déveloper, ils n'ont proprement beſoin que de chaleur, & l'on ne doit point croire qu'il leur faille en cet état tant de nourriture : il en reſte toujours aſſez dans les inteſtins pour cela. Mais accordons à nôtre Auteur que le *ſolium* eſt aſſez gourmand pour conſumer toute la nourriture ; quand une fois il eſt ſorti des inteſtins ; il eſt à croire qu'il y a laiſſé encore quantité d'œufs de ſa façon, puiſqu'il en a produit un nombre ſi prodigieux ; pourquoi cette eſpece de ver ne ſe rengendre-t'elle point de nouveau, car alors rien n'y met plus d'obſtacle. Concluons donc de deux choſes, l'une ; ou que le *ſolium* n'eſt pas toujours ſeul de ſon eſpece, & qu'il ſe peut reproduire de nouveau dans le même corps, ou que ce qu'il dit être des œufs, n'en eſt point du tout. Qu'enfin ſon raiſonnement pour accorder ſon obſervation ſur le *ſolium*, avec ce qu'il appelle les œufs de ce ver, eſt tout-a-fait inſoûtenable. C'eſt attaquer nôtre Auteur dans ſes retranchemens que de lui prouver qu'il s'eſt trompé ſur ce ver. Car c'eſt peut-être ce qu'il a le mieux connu, & il marque aſſez dans ſa Preface que c'eſt à cet inſecte qu'eſt dû le beau traité que nous avons de lui ſur les vers.

Il commence le Chapitre ſixiéme par un paſſage de Job qu'il ne rend pas tout a fait en traducteur. * Voici les termes de Job, rapportez à la marge de ſon livre, *& medullis oſſa illius irrigantur.* Voici ceux de notre Auteur ; *& dont les Os ſont comme penetrez de la moelle qui les a nourris.* Job ne dit point dans ce paſſage que la moelle nourrit les Os, pourquoi s'aviſe t'il de le dire ? C'eſt une choſe qui lui eſt bien moins pardonnable, qu'elle ne l'auroit été à Job. Car nôtre Auteur devroit ſçavoir que les Os ſe nourriſſent par des vaiſſeaux ſanguins, comme les autres parties ſolides. Ces vaiſſeaux ſont fort ſenſibles quand l'Os eſt encore tendre ; mais comme il diſſipe moins, & qu'il a auſſi moins beſoin de nourriture à meſure qu'il devient plus ſolide, & plus compacte, ces mêmes vaiſſeaux ſanguins par une méchanique fort aiſée à comprendre, ſe trouvent alors plus comprimez dans la ſubſtance même de l'Os, & ils ne lui portent plus de nourriture qu'autant qu'il lui en faut par rapport à ſon état preſent. La moelle n'eſt donc pas la matiere de la

* *P.* 160.

nourriture de l'Os, elle ne ſert qu'à l'humecter, & à rendre ſes parties plus ſouples, moins caſſantes & plus propres aux mouvemens continuels auſquels il eſt expoſé.

Nôtre Auteur s'eſt mis en tête de décrier dans un Chapitre exprés les remedes que l'on employe le plus ordinairement contre les vers, * & qui ont été établis par une longue ſuite d'experiences; ce qui donne malgré ſa deciſion un prejugé d'autant plus conſiderable en leur faveur, que ceux qu'il ſubſtitue ailleurs ne paroiſſent pas être à beaucoup près auſſi efficaces, & qu'ils ont du moins autant d'inconveniens.

Il avoüe que le *ſemen contra* eſt contraire aux vers; [a] cependant il ne veut pas que l'on s'en ſerve; parcequ'il pretend que ce remede échauffe beaucoup, pourquoi donc approuve-t-il l'ail, les oignons, la moutarde & d'autres choſes ſemblables, [b] qui ne ſont aſſurement pas reconnues auſſi ſpecifiques pour les vers que le *ſemen contra*? Croit-il que ces drogues n'échauffent pas autant pour le

* P. 202. *& ſuivantes, &c.*
a P. 2[illegible]4. & 328.
b P. 2[illegible]0.

moins ? Qu'il les rejette donc aussi, ou bien qu'il convienne que le plus excellent remede peut souvent produire de mauvais effets quand on n'en use pas bien, & que la science du Medecin ne consiste pas à les exclure pour cela, mais à s'en servir à propos.

Il convient *a* que l'eau où le mercure a trempé est bonne contre les vers. Cependant il l'a défend, parcequ'il pretend qu'elle offense le genre nerveux, qu'elle cause des tremblemens, des pesanteurs d'Estomach, & des gonflemens tres incommodes. On ne nie pas que quand on en boit avec excès, elle ne puisse incommoder, particulierement quand elle trouve un estomach foible, & en cela elle agit comme toutes les autres eaux; mais n'en déplaise à nôtre Auteur elle n'est pas si mauvaise qu'il nous la veut faire passer, & il ne doit pas s'imaginer qu'elle soit moins specifique pour les vers & qu'elle produise plus de mauvais effets *b* (toutes choses d'ailleurs étant égales) que l'eau à la glace qu'il met au nombre des remes excellens qu'il a éprouvez contre les vers.

a *P.* 204.
b *P.* 230.

Il place aussi le mercure doux au rang des mauvais remedes contre les vers, parce qu'étant souvent reïteré, il peut causer le flux de bouche. Il lui fait pourtant la grace *a* de l'admettre seulement quand il y a quelque soupçon de vers veneriens. Il nous feroit plaisir de nous citer un seul remede dans tout son livre, aussi excellent que celuy-là contre toute sorte de vers, & s'il arrive quelquefois qu'il cause une legere salivation, ce qui est fort rare quand on s'en sert bien, on y peut aisément remedier sur le champ. On ne doit donc pas pour cela le mettre au nombre des remedes proscrits; car, si cette maxime avoit lieu, il n'y auroit gueres de remedes de nôtre Auteur que l'on ne proscrivît par de meilleures raisons.

Il dit *b* que rien ne réveille plus les vers du corps que le vinaigre, & que cette liqueur étant elle-même toute pleine de ces animaux ne peut qu'introduire dans le corps une grande quantité de vers, & de semences à vers. Il rejette en même tems la plûpart des choses aigres; mais si ces choses sont si mauvaises,

a P. 204. & 328.
b P. 161, 162, 163. & 203.

pourquoy conseille-t-il [a] l'usage des esprits de nitre, de soufre & de sel ? s'imagine t il que ce ne sont point des aigres ? Il répondra peut-être que ce sont des aigres mineraux, & qu'il ne rejette que les aigres vegetaux, cependant il en excepte le Citron, la Grenade, le Verjus, qu'il met au nombre de ses remedes éprouvez contre les vers. Il est mal aisé d'en découvrir la raison ; car y a-t-il deux acides plus semblables en nature que ceux du vinaigre & du verjus ? qu'il observe avec le microscope le dernier aussi bien que le suc de Citron & plusieurs autres aigres pareils, il y remarquera un grand nombre de vers. Enfin pour peu que l'on soit versé en Chymie, on n'attribuera jamais des effets tout-à-fait contraires à des corps d'une nature aussi semblable. Ils ne pourroient tout au plus que produire le même effet les uns avec plus, & les autres avec moins de force.

Il dit dans sa Preface qu'il a éprouvé tous les remedes dont il parle, & qu'il n'y en a aucun de douteux. A la verité il n'en rapporte pas un grand nombre de fort rares, ni de fort particuliers; mais tels qu'ils sont, les croit-il aussi peu douteux

[a] P. 231.

qu'il le veut faire entendre? Par exemple il avoue [a] que les vers Encephales sont tres-rares ; qu'ils sortent d'autant plus difficilement du cerveau, qu'il n'y a aucune issuë connuë pour cela ; Qu'enfin s'ils meurent dans la tête, ils ne peuvent causer qu'une corruption tres-prejudiciable. Ces choses marquent assez la difficulté de chasser ce ver, combien peu d'experiences l'on a fait sur des cas pareils, & combien il faudroit que les remedes fussent efficaces pour en venir à bout sûrement. Tout cela estant posé, y a-t-il lieu d'esperer que le vin de Mauve où l'on aura fait bouillir des Raiforts sera capable de produire cet effet? C'est pourtant le seul remede que nôtre Auteur propose pour ce ver.

Il auroit dû nous expliquer la maniere de le préparer, car jusqu'ici l'on n'a point entendu parler en Medecine de vin de Mauve. Il y a même de l'apparence qu'il n'auroit jamais osé nous proposer cet admirable remede, s'il n'eût crû l'avoir trouvé dans un passage de Forestus qu'il cite dans son livre [b], au sujet des vers Encephales qui causerent à Benevent une

a P. 217.
b P. 41. & 42.

fiévre pestilentielle tres funeste. Mais voici les termes de Forestus, *frusta raphani incisa in vino Malvatico ebulliebant.* Nôtre Auteur a traduit tres-fidelement cet endroit à la reserve de *vinum Malvaticum*, qu'il dit être du *vin de Mauve.* Comment un aussi habile homme que luy s'est-il pû tromper de la sorte sur la signification d'un mot aussi commun dans les pharmacopées ? N'a-t-il jamais lû aucune description de la Theriaque ? il auroit vû que la Malvoisie y entre sous le nom de *vinum Malvaticum.* D'ailleurs pour exprimer en Latin *vin de Mauve*, il faudroit dire *Malvaceum* & non pas *Malvaticum.* Mais apparemment que le rapport de *Malvaticum* avec *Malva* l'a trompé. Il indique plusieurs remedes semblables contre les vers rinaires, auriculaires, dentaires, pulmonaires, Epatiques, Cardiaires, sanguins, vessiculaires, elcophages, Cutanez & Veneriens. Il est heureux d'avoir vû toutes ces differentes sortes de vers dans la pratique, & de s'être instruit aussi certainement de leurs remedes specifiques. Pareil bonheur n'est point arrivé à gens d'un âge beaucoup plus avancé que nôtre Auteur, & qui ont vû tout au moins autant de mal des que lui.

Il se declare vivement en plusieurs endroits de son livre contre certaines gens, qu'il taxe de demi-sçavans, & qui mettent suivant lui les acides, & les alkalis à toute sorte d'usage. Il employe plusieurs pages à leur imputer les plus grandes absurditez du monde. Par exemple, a il *attend bien tôt que si l'on demande pourquoy la Seine charie des glaçons en hyver, & rompt quelquefois les ponts, on répondra que cela vient des acides & des alkalis; car l'eau se figera par les acides de l'air, lesquels fixeront les alkalis & les parties de pierre & de bois que les glaces rompront, ne se seroient point rompues si les acides qui se sont insinuez dans leurs pores, ne les eussent rendu cassantes. Pourquoy*, continue-t-il, *l'action des Maçons demolit elle les bâtimens, bientôt les acides & les alkalis en seront la cause.*

Il a le malheur de trouver par tout dans la pratique de sa profession, de ces demi-sçavans; mais il ne s'arrête point à leurs raisonnemens sur les acides, & sur les alkalis pour prouver qu'il faut-

a P. 138

ſaigner, & donner le petit lait. On ne ſe ſeroit jamais imaginé que ces ſortes de gens, fuſſent tant attachez à la ſaignée & au petit lait, ſi nôtre Auteur ne l'aſſuroit; car il ſemble que leurs principes les induiſent à bien d'autres remedes que ceux-là Enfin pour leur donner le dernier coup de maſſuë, nôtre Auteur prononce par un aphoriſme digne de lui; *que la doctrine des acides & des alkalis mal entenduë empêche ſouvent qu'on ne donne à tems des remedes purgatifs qui chaſſeroient les vers.* [a] Mais les entend-il bien lui même les acides & les alkalis pour être en droit de blâmer les autres & de les taxer de demi-ſçavans? *S'il les connoiſſoit bien il n'auroit pas avancé,* [b] *que l'huile de vitriol & l'huile de tartre qui ſont chacune fort acides & fort piquantes, ne ſont pas plûtôt enſemble, qu'elles perdent toutes leurs pointes & font une liqueur inſipide.*

N'eſt-ce pas-là confondre les acides avec les alcalis? car il prend le plus averé & le plus grand alcali que nous ayons en fait de ſel, pour être de même nature que l'huile de vitriol, qui eſt un très-

a P. 316.
b P. 462.

puissant acide. De plus, il n'est pas vray que ces deux huiles étant mêlées ensemble fassent une liqueur insipide. Elles perdent à la verité beaucoup de leur acrimonie, mais elles en conservent encore assez pour corroder le fer, le cuivre, le plomb & l'étain. Comment ne sçait-il point cela? N'a-t-il jamais fait ou vû faire du tartre vitriolé? il auroit observé la fausseté de ce qu'il avance sur la pretenduë insipidité de son mêlange. Qu'il ne deffende donc plus aussi expressement qu'il le fait en plusieurs endroits de son livre [a] de mêler ensemble deux eaux distillées de même nature, ou bien deux esprits acides mineraux, dans la crainte où il est qu'il n'arrive la même chose dans ces mêlanges que dans celuy des huiles de tartre, & de vitriol, qui sont aussi opposées entre elles que les corps que nôtre Auteur craint de joindre, se ressemblent dans l'arrangement & la construction de leurs parties insensibles.

Il faut pourtant convenir que la grande connoissance qu'il a de la Chymie l'a fait aviser depuis quelque tems de distiller la fougere, au lieu que Dioscoride ne la donnoit qu'en poudre. Il est vray

a *P.* 231. & 462.

que cette grande découverte est un peu flétrie par une autre operation de Chymie, qui ne vange que trop les demi-Sçavans du mépris qu'il a pour eux. Voicy ses propres termes. a *Que l'on jette de l'eau forte sur un composé d'or & de fer, cette eau forte s'attachera au fer, le dissoudra, & coulera sur l'or sans y faire impression. Jettez de l'eau regale sur ce même composé, cette eau ira porter son action sur l'or & ne touchera point au fer.*

Si ses ordonnances étoient toutes aussi difficiles à executer, que sa pretenduë operation, ses malades seroient en grand danger de mourir avant que le remede fût preparé. Qu'il nous apprenne donc la maniere de faire un composé d'or & de fer, on mêlera bien ensemble tous les autres métaux, mais pour le fer on n'a point encore trouvé le secret de le mêler avec aucun autre métail. Comment donc a-til pû apprendre à faire des composez si merveilleux?

Il auroit encore pû se passer de dire que l'eau regale portera son action sur

a P. 177.

l'or, & ne touchera point au fer, car à moins qu'il ne défende absolument à cette eau d'approcher du fer, elle ne manquera pas de l'aller dissoudre tout comme l'or. Que deviendra donc son operation, puisque l'eau regale ne veut point épargner le fer, & que le fer refuse de se joindre avec l'or. Je lui conseille un autrefois de choisir l'argent ; ce métail sera plus traitable que le fer, il s'unira volontiers avec l'or, & l'eau regale aura du respect pour luy. De cette maniere son exemple quadrera tant pour le mêlange des deux mêtaux, que pour les differents effets de l'eau forte, & de l'eau regale.

Voilà, Monsieur, une partie des fautes qui m'ont sauté aux yeux en feüilletant le livre de la generation des vers. Il seroit à souhaiter pour son Auteur qu'il ne mît point ainsi les vers à toute sorte d'usage; mais c'est le défaut commun de tous les faiseurs de systêmes; dés qu'ils voyent qu'une hypothese peut expliquer deux ou trois phenomenes, ils l'appliquent à tout, & d'une bonne chose ils en font souvent une tres mauvaise. Pour moy je suis convaincu que cet excès est la source la plus feconde & la plus ordinaire de nos erreurs. Je travaille presentement à une Dissertation particuliere sur ce sujet. J'auray l'honneur de vous en faire part incessamment. Je suis, &c.

SECONDE LETTRE

Ecrite à Monsieur Boudin, Conseiller d'Etat, premier Medecin de Monseigneur, Docteur Regent, & ancien Doyen de la Faculté de Medecine de Paris; sur le livre de la generation des vers dans le corps de l'homme.

MONSIEUR,

Vous sçavez que l'éclaircissement sur le livre de la generation des vers, est une réponse à la Lettre que j'eus l'honneur de vous écrire à ce sujet, il y a huit ou neuf mois, & qui fut inserée dans les Memoires de Trevoux du mois de Novembre 1703. Cette réponse ne porte point de nom d'Auteur, mais on sçait qu'elle est de l'Auteur même du livre de la generation des vers. Il y passe condamnation de la meilleure grace du monde sur plusieurs fautes tres-considerables, & c'est toûjours là un service que j'ay rendu au Public, qui sur la foy de cet Auteur seroit peut-être tombé dans quelques erreurs. Pour les autres fautes que je luy ay reprochées dans ma premiere Lettre, &

dont il ne croit pas devoir encore demeurer d'accord, il y répond du mieux qu'il peut; mais malheureusement il apporte des raisons si foibles, & il tombe sans y penser dans des contradictions si manifestes que j'aurois gardé à ce sujet un profond silence, si je n'eusse craint qu'il n'en tirât avantage. Je vais donc examiner ses réponses, & l'obliger, si cela se peut, à convenir encore de plusieurs autres fautes aussi considerables, qu'aucunes de celles dont il est déja convenu avec tant de sincerité.

Il dit dans son éclaircissement que parmi les articles que je reprens dans son livre, quinze y sont, douze n'y sont pas, & deux y étant se trouvent corrigez dans l'Errata de l'Ouvrage. Voila l'ordre qu'il a crû devoir suivre dans cet éclaircissement. Cependant, il est à remarquer, que pour faire trois classes d'articles, il a quelquefois demembré des propositions de ma premiere Lettre, dont il a placé une partie dans une classe, & l'autre partie dans une autre, ce qui empêche le Lecteur de suivre la difficulté, & ce qui le jette dans une confusion, où nôtre Auteur a crû apparemment trouver son compte.

Je ſuivrai donc un ordre different du ſien, & dans cette replique que je diviſe en deux parties, j'examinerai d'abord les réponſes de nôtre Auteur aux articles de ma premiere Lettre ſur le *ſolium*, & ſur pluſieurs maladies qu'il dit être vermineuſes. Enſuite, je ferai voir qu'il a toûjours tort dans les articles ſur les deux fautes dont il croit être diſculpé par ſon Errata, & ſur ce qu'il avance dans ſon livre au ſujet de pluſieurs remedes contre les vers.

Je ne vous envoye preſentement, Monſieur, que la premiere partie de cette replique pour ne vous point ennuyer par une trop longue lecture. Vous aurez la ſeconde inceſſamment. Je vous demande grace pour l'une & pour l'autre Lettre, vous proteſtant que quelques nouveaux éclairciſſements qu'elles faſſent naître, je ne vous romprai plus la tête ſur un ſujet ſuffiſamment éclairci.

Notre Auteur en parlant des vers ſanguins, dit qu'ils ſuivent le cours du ſang, c'eſt à-dire que du cœur ils ſont portez dans les arteres, des arteres dans les chairs, des chairs dans les veines; mais qu'étant quelquefois trop gros pour être reçus avec le ſang dans ces mêmes veines, ils reſtent dans les chairs, où ils cauſent des furoncles, des éleveures, & ſouvent ces galles univerſelles qui affligent tout le corps. On luy objecte que cette explication paroît ſuppoſer deux fauſſetez évidentes. La premiere, que les veines ont une capacité moins grande que les arteres, puiſque celles-ci ont bien pû contenir les vers que celles-là ne ſçauroient admettre. La ſeconde, que les pores des chairs quoi qu'effectivement trespetits, ont neanmoins une capacite plus grande que celle des veines, & êgale à celle des arteres.

L'Auteur de l'éclairciſſement paroiſt douter de ce que j'avance ſur la differente capacité des veines & des arteres; ſçavoir que les veines, bien loin d'avoir une capacité plus petite que celle des arteres l'ont beaucoup plus grande. Ce doute de l'Auteur ne paroît-il pas confirmer ce que je lui ai imputé ſur la capacité des veines dans ma premiere Lettre du mois de Novembre 1703. Mais enfin, s[illegible] veut ne plus douter ſur ce fait; il n'a qu'à comparer chaque artere avec la veine qui luy répond, il verra de ſes propres yeux la verité de ce que j'avance.

C'eſt une choſe dont aucun Anatomiſte ne doute preſentement.

Cependant notre Auteur, pour appuyer l'explication de ſon livre, & pour ſauver les deux fauſſetez qu'elle paroiſt ſuppoſer, dit dans ſon éclairciſſement, que les vers ſanguins, quoique fort petits, ſont des Corps ſolides, que pluſieurs peuvent s'engager dans les fibres des chairs, & y ſejourner aſſez pour groſſir un peu par la differente nourriture qui s'y trouve, en ſorte que ne pouvant plus être repris ſi facilement par les veines, ils ſeront obligez de reſter dans les chairs. Il faut avouer que s'il ſe fût exprimé d'abord de cette maniere, on ne luy eût point reproché que ſon explication paroiſſoit ſuppoſer les deux fauſſetez qu'elle ſuppoſe effectivement dans ſon livre; on ſe ſeroit contenté de trouver cette explication aſſez ſinguliere & difficile à concevoir.

En effet, comment les vers ſanguins en groſſiſſant un peu, ſont ils obligez de reſter dans les chairs; car il avoue qu'ils ſont naturellement fort petits, & en cet état ils coulent facilement dans les plus petites arteres. Or en groſſiſſant un peu, comme il le ſuppoſe, pourquoi ne peuvent-ils plus paſſer aiſément dans les veines dont la capacité eſt beaucoup plus grande que celle des arteres ? Je dis plus, quand ces vers auroient acquis le double de leur groſſeur, je ne verrois pas encore ce qui pourroit empêcher qu'ils ne fuſſent admis librement dans les veines. Enfin on pourroit demander à notre Auteur, ſi ces prétendus vers ſanguins ſe donnent le mot & une eſpece de rendez-vous dans les pores des chairs de toutes les parties du corps pour s'arrêter en même temps dans toutes ces parties, & pour y cauſer ces galles univerſelles qui affligent tout le corps.

Quoique notre Auteur explique la galle par des vers ſanguins, quoiqu'il l'explique encore par des ſemences de vers, inſinuées par dehors dans les pores des chairs ; il trouve mauvais que l'on diſe qu'il a recours aux vers pour expliquer cette maladie ; il a été choqué de cette expreſſion, qu'il a apparemment regardée comme trop generale, & il a craint qu'elle ne fiſt entendre qu'il ne ſe ſervoit que de vers pour expliquer la galle. Cette malheureuſe expreſſion a donc été le ſujet d'un de ces articles fameux, qui ſuivant notre Auteur ne ſont point dans ſon Livre des vers. Mais ne ſeroit ce point là une pure chicane qu'il me fait ? Car enfin, dire ſimplement qu'il a recours aux vers dans un livre où il leur fait tout l'honneur qu'il peut, & où il étend le plus qu'il lui eſt poſſible leurs privileges, eſt-ce aſſurer ſans reſtriction, qu'il n'a jamais recours qu'à ces inſectes, & qu'il n'adopte jamais d'autres explications. C'eſt, tout au plus faire entendre que les explications vermineuſes ſont tout-à-fait de ſon goût ; & qu'il les affectionne tres-ſouvent au préjudice des autres ; c'eſt ce qu'on a tâché de prouver par l'énumeration de pluſieurs maladies qu'il met ſur le compte des vers, ſans y avoir peut-être fait aſſez de reflexion.

Notre Auteur fait encore un article tres-long d'une choſe auſſi peu importante, où il aſſure que je lui en impoſe. Appien Alexandrin aprés avoir marqué les ſimptomes d'une maladie extraordinaire qui attaqua un jour l'armée des Romains, dit que cette maladie fut incurable faute de vin qui en étoit le ſeul remede : on remarque en paſſant, que cette derniere circonſtance avoit fait juger à notre Auteur, que cette maladie venoit de vers encephales. En effet il ne rapporte dans ſon livre cette hiſtoire d'Appien qu'à l'occa-

ſion

ſion de pluſieurs maladies cauſées par des vers Enchephales, qui ne purent être gueries que par le vin. De plus il fait mention d'une maladie aſſez ſemblable à celle des Romains, arrivée à un Gentilhomme de Dauphiné, dans la tête duquel on trouva aprés ſa mort, un ver qui mourut par quelques gouttes de vin qu'on jetta dans l'eau où il étoit. *Ce qui*, dit notre Auteur, *paroît fort s'accorder avec l'obſervation que fait Appien, ſçavoir que la maladie des Romains fut incurable faute de vin.* Il eſt donc vrai que notre Auteur a regardé en cette occaſion les effets du vin comme un des principaux indices de vers Encephales, & qu'on n'a pas eu le moindre deſſein de lui en impoſer.

Notre Auteur parle dans ſon livre d'un Pleuretique qu'il acheva de guerir en lui faiſant rendre un grand ver appellé *ſolium*; on demande ſi avec ce ſeul exemple qui appartienne à notre Auteur, il eſt en droit d'aſſurer, comme il fait en pluſieurs endroits de ce même livre, que la Pleureſie eſt tres-ſouvent cauſée par des vers. Il répond dans ſon éclairciſſement, qu'il n'avance point cette propoſition ſur ce ſeul exemple; mais ſur le rapport de pluſieurs Auteurs, & entre autres de Gabucinus & de Quercetan, qui diſent avoir vû quelques pleuresies vermineuses. Je ne sçai si un certain nombre de pleuresies vermineuses rapportées par deux ou trois Auteurs qui vivoient peut-être en differens temps, & en differens pays, & qui pouvoient fort bien prendre pour cause de la pleuresie ce qui n'en étoit que le produit, suffit pour assurer que les vers causent tres-souvent la pleuresie, & que ces sortes de pleuresies sont tres frequentes. De cette maniere il est aisé de faire passer les maladies les plus rares, pour fort communes: On n'a qu'à extraire de differens Auteurs, plusieurs histoires de ces sortes de maladies, & en rapporter une seule dont on ait été témoin. Notre Auteur devoit donc sçavoir que pour assurer que la pleuresie est tres-souvent causée par des vers, il falloit avoir vû un grand nombre de ces sortes de pleuresies; aprés quoi les histoires de quelques Auteurs qu'il cite, auroient pu avoir lieu pour le confirmer dans sa proposition; mais on court grand risque de se tromper, quand on fait des propositions generales sur un petit nombre d'experiences particulieres, & qui ne sont peut-être pas encore trop bien averées.

On fait une seconde instance sur ce sujet, & l'on dit que quand bien même la plûpart des pleuresies seroient vermineuses, ce qui est contraire à l'experience ; on auroit autant de raison d'assurer que les vers seroient en cette occasion le produit, que la cause de la maladie ; d'autant qu'en cette mauvaise disposition certains œufs de vers se développent, qui sans cela ne se seroient point développez. L'on prend ensuite deux cas des plus favorables pour le sistême des vers. Le premier est celui de ces ampoules dans lesquelles on trouve des vers cachez appellez communement cirons. Le second est quand on trouve les intestins troüez, & des vers répandus dans toute la capacité du bas ventre : on prouve que dans ces deux cas les vers peuvent fort bien n'être que le produit de la maladie : d'où l'on conclut qu'ils ne produisent pas toujours les maladies qu'on leur attribue, & qu'ils n'en sont le plus souvent que l'effet.

Notre Auteur ne peut s'empêcher de convenir de la verité de cette remarque ; mais il dit à cette occasion, que ce qui doit déterminer le Medecin à croire en certaines rencontres que les vers sont plutost la cause que le produit de la maladie, c'est lorsqu'on voit qu'on guerit une maladie en donnant des remedes contre les vers, & qu'on ne la guerit pas si bien en n'en donnant pas,

On ne doute pas qu'abſolument parlant quelques maladies ne puiſſent être cauſées par des vers; mais la maniere de le découvrir rapportée par notre Auteur, n'eſt-elle pas tout-à-fait infidelle ? Car, premierement, ſuppoſé qu'une maladie ait fait éclore pluſieurs vers ; pour la guerir abſolument, il faut neceſſairement chaſſer ce mauvais produit, qui eſt lui-même un ſimptome conſiderable; & qui cauſant ſouvent une nouvelle corruption, augmente de plus en plus la violence de la maladie. On ne doit donc pas toujours aſſeurer que les vers ſont la cauſe d'une maladie ; parcequ'on ne la guerit jamais ſi bien ni ſi parfaitement qu'en donnant des remedes contre les vers. De plus, n'arrive-t-il pas tous les jours qu'un remede ſpecifique pour les vers a auſſi une vertu particuliere pour une maladie qui n'eſt nullement cauſée par des vers ; de ſorte qu'il ſe pourroit faire que le même remede guerît la maladie, & chaſſât en même temps des vers qui n'en étoient ni la cauſe, ni même le produit, & auſquels, ſi l'on ne ſuivoit que la regle de notre Auteur, on devroit attribuer la maladie. Par exemple, ſi dans une maladie venerienne, on prend du mercure qui eſt un bon remede pour les vers inteſtinaux,

& que ce mercure guerisse la maladie, & chasse en même temps des vers intestinaux; dira-t-on avec raison que la maladie venerienne étoit causée par des vers intestinaux? L'aloës & la gentiane, qui sont aussi de bons remedes pour ces mêmes vers, ne peuvent-ils pas en chasser chemin faisant, & guerir en même temps des maux qui n'avoient nul rapport avec ces vers? Que sçait-on si le Pleuretique de notre Auteur n'a pas été gueri de la même maniere; c'est-à-dire par un remede propre en même-temps pour la pleuresie & pour chasser le *solium* qu'il rendit? Car il est aussi peu vraisemblable que le *solium* fût en cette occasion la cause que le produit de la maladie; il n'en étoit pas le produit, car comment en si peu de temps seroit-il éclos, & devenu d'une grandeur si prodigieuse? Il n'en étoit pas non plus la cause; car comme, suivant notre Auteur, ce ver habite dans le corps dés les commencemens de la vie, la pleuresie auroit dû commencer dés ce temps-là, ou du moins peu de temps aprés, & continuer pendant plusieurs années.

Notre Auteur ne traitoit les fievres malignes dernieres que par rapport aux vers, & si on l'en croit, il en faisoit rendre un fort grand nombre; mais pourquoi ceux qui ont vû le plus de malades dans ces temps-là, ne se sont-ils point apperçus comme lui de cette prodigieuse multitude de vers ? d'où vient cette difference d'observations ? Notre Auteur n'a pas jugé à propos de le marquer dans son Eclaircissement. La prévention ne lui auroit elle point fait prendre en cette occasion pour des vers ce qui n'en étoit point du tout ?

On trouve une espece de contradiction à rejetter, comme fait notre Auteur, le sentiment de ceux qui attribuent les excés de mouvemens veneriens à l'irritation que font les vers spermatiques aux parties qui les renferment ; & à soutenir dans le même endroit que tous les ravages qui arrivent dans les maladies veneriennes, viennent des vers veneriens qui rongent & qui mordent tout ce qu'ils trouvent. En effet, quelle raison pouvoit avoir notre Auteur d'admettre plutost l'un que l'autre ? ou plutost la vraisemblance étant égale de tous les deux costez ; ne devoit-il pas soutenir l'un & l'autre sentiment dans les principes vermineux dont il fait profession ? Apparemment qu'il n'a pu trouver en cette occasion de faux-fuyant pour sauver cette espece de contradiction qu'on lui impute ; car il ne fait dans ſon Eclairciſſement aucune réponſe à cet article.

On continue ſur ce ſujet, & l'on dit qu'il eſt aſſez difficile à concevoir que les nodus, les exoſtoſes, & pluſieurs autres ſimptomes veneriens qui denotent naturellement un acide fort corroſif & coagulant, ſoient l'effet des vers ; que de plus les douleurs que ces inſectes produiroient, ſeroient bien differentes de celles que reſſentent ceux qui ont la verole. Notre Auteur répond, qu'une certaine humeur acide, corroſive & coagulante, qui accompagne toujours les vers veneriens, ſe met avec eux de la partie, pour produire enſemble tous les ſimptomes veneriens.

Mais premierement, puiſque cette humeur produit une bonne partie des ſimptomes veneriens ; comme il le dit formellement dans ſon Eclairciſſement, les vers en mordant, & rongeant tout ce qu'ils trouvent, ne cauſent donc plus tous les ravages qui arrivent dans les maladies veneriennes, comme il le dit dans ſon livre des vers *a*, où pour expliquer les ſimptomes veneriens il ne fait d'ailleurs nulle mention d'une humeur acide compagne des vers

a P. 118.

veneriens, & imaginée par lui-même depuis pour se tirer d'affaire. En second lieu, si une humeur acide, corrosive, & coagulante, que l'on peut aisément concevoir independamment des vers, suffit pour expliquer tout ce qui arrive dans la verole ; qu'est-il besoin de recourir encore à des vers pour cela ? n'est-ce pas là multiplier les estres vermineux sans necessité ? & cet exemple ne prouve-t il pas évidemment la pente de notre Auteur à mettre les vers à toute sorte d'usages ?

Enfin, comme notre Auteur, pour prouver son sentiment sur la cause de la verole, assure avoir vu un jeune homme attaqué d'une maladie venerienne, qui sans aucune preparation de mercure, mais seulement avec quelques remedes pour les vers avoit été parfaitement gueri ; on lui objecte que les plus grands praticiens dans ces sortes de maux avoüent que les cures qui se font en pareil cas sans le secours du mercure, ou sont sujettes à caution, ou ne sont nullement des maux veneriens. Mais il répond qu'il étoit sûr que le jeune homme dont il a été parlé, avoit une maladie venerienne : aprés les beaux raisonnemens qu'il fait sur la cause de cette maladie, il n'est pas possible que le jeune homme en question n'ait pas eu une verole des mieux conditionnées.

Pour prouver encore l'affectation de notre Auteur à mettre sur le compte des vers, tout autant de maladies qu'il le peut, on rapporte plusieurs de ses aphorismes. Il dit que les premiers sont de lui; mais il recuse les autres. Ceux qu'il avoüe sont que les grains de la petite verole sont remplis de vers: que plus il y a de vers dans ces grains, plus ces grains marquent: que pour les empêcher de marquer, on n'a qu'à frotter le visage d'une eau qui tue les vers: que quand au commencement de la petite verole on se baigne les pieds dans du lait chaud, toute la petite verole se jette sur les pieds, & le visage en est exempt, parceque les vers qui font les pustules courent au lait. Il est facheux pour notre Auteur d'être obligé de convenir, non seulement que ces aphorismes sont dans son livre, mais encore qu'ils sont faux & insoutenables; il m'accuse même de ne les avoir taxez que d'affectation, & de n'en avoir pas dit assez; cependant on remarquoit que ces sortes de propositions ne portent nullement le caractere d'aphorismes, qu'elles ne sont que des suites d'un sistême fait à plaisir, & que l'on pouvoit juger de la bonté des autres aphoriſmes du livre des vers par cet échantillon. Mais enfin il faut paſſer condamnation à notre tour, & convenir avec notre Auteur qu'on n'en a point encore dit aſſez. En effet, ſi ces ſortes de propoſitions quoique fauſſes & inſoutenables, euſſent été répandues dans le corps de ſon livre, on les lui auroit peut-être paſſées avec pluſieurs autres. Mais il a un double tort d'en avoir fait des aphoriſmes ; c'eſt profaner un mot qui ne convient qu'à des maximes veritables, & établies ſur une longue ſuite d'experiences. Enfin, ſi notre Auteur eût conſideré que des aphoriſmes devoient être le dernier ouvrage d'un Medecin, & pour ainſi dire le reſultat des plus ſûres obſervations qu'il ait faites pendant ſa vie ; il nous eût épargné la lecture inutile d'un grand nombre de propoſitions, dont pas une ne merite le beau nom qu'il leur donne, & qui ne peuvent qu'induire à erreur les gens credules, & ignorans.

Les autres aphoriſmes que notre Auteur deſavoue, ſont que la fiſtule lacrymale, les cancers, l'hydropiſie, les tumeurs & les excroiſſances du corps, les maladies que l'on attribue à des ſorts, ſont cauſées par des vers ; qu'enfin les difformitez qu'on apporte en naiſſant, viennent auſſi de vers qui ont rongé les parties tendres du fœtus. Notre Auteur m'accuſe de l'avoir fait parler dans les quatre derniers aphoriſmes d'une maniere trop generale. Par exemple, au lieu de dire, comme lui, la plûpart des maladies ; j'ai dit ſimplement les maladies qu'on attribue à des ſorts viennent de vers. Je ne ſçai s'il a grande raiſon de m'accuſer en cette occaſion d'avoir alteré le ſens de ſes paroles ; & ſi cette alteration prétendue ſuffit pour aſſurer que je lui ai fait dire des choſes qui ne ſont point du tout dans ſon livre des vers. Car quand on dit qu'il ſe ſert des vers pour expliquer les maladies attribuées communément à des ſorts ; on ne prétend pas dire ſans aucune reſtriction pour toutes les maladies attribuées à des ſorts, mais ſeulement pour la plûpart de ces maladies, comme il le dit formellement. Cependant ſans entrer dans la diſcuſſion ennuyeuſe de ſçavoir ſi l'on a par tout rapporté à la lettre le moindre de ſes mots, il eſt toujours ſingulier d'aſſurer comme il le fait, que l'hydropiſie, les excroiſſances du corps, & les difformitez qu'on apporte en naiſſant, viennent quelquefois de vers. C'eſt là tout ce qu'on avoit deſſein de faire voir en citant ces propoſitions de notre Auteur, qui quoique tres peu vraisemblabes, portent neanmoins dans son livre le titre specieux d'aphorismes.

Pour ce qui est des deux premiers aphorismes, sçavoir que la fistule lacrymale & les cancers viennent de vers; il est vrai que notre Auteur ne dit pas la même chose en si peu de mots, mais il le dit toujours d'une maniere plus étendue, particulierement pour ce qui regarde les cancers. En effet il assure que les cancers sont tous pleins de petits vers imperceptibles, que ces vers rongent les fibres des parties & tous les cribles des glandes, en sorte que les glandes recevant presque tout ce qui se presente, grossissent d'abord outre mesure, ensuite ces vers s'augmentant, & continuant de ronger ce qu'ils trouvent, ils ulcerent souvent la partie, & la consument. Je demande si ce n'est pas là dire en beaucoup de paroles que les vers, que notre Auteur suppose dans le cancer, font le commencement, le milieu & la fin de cette maladie. Ils font le commencement du cancer, quand étant encore petits & imperceptibles, ils rongent les cribles des glandes: ces glandes rongées par les vers reçoivent tout ce qui se presente, & grossissent outre mesure; voilà le second degré du cancer. Enfin, à mesure que ces vers deviennent plus grands, & qu'ils rongent avec plus de force, ils ulcerent & consument la partie, voila le dernier degré du cancer. Les vers produisent donc effectivement le cancer, selon notre Auteur; c'est une consequence qui suit naturellement de ce qu'il a avancé.

Notre Auteur ne doit pas s'étonner qu'au sujet de la fistule lacrymale on tire une semblable consequence de ce qu'il assure (& cela peut-être *gratis*) que dans cette maladie l'eau qui sort des yeux est toute pleine de petits vers. Il est tellement accoutumé dans son livre à conclure précisément de la même maniere en pareil cas, que l'on n'a pas crû qu'il dût trouver à redire que l'on suivît en cela son exemple. On croit même qu'il est d'autant plus obligé d'adopter cette conclusion, qu'elle est parfaitement semblable à plusieurs de sa façon, que l'on rapporteroit ici, si l'on ne craignoit d'être trop long.

Notre Auteur pretend dans son livre des vers que le *solium*, est toûjours seul de son espece dans le corps de l'homme, & que quand il en est une fois sorti, il ne s'y rengendre plus. On demande comment il accorde ce sentiment avec ce qu'il dit dans un autre endroit de son livre; sçavoir que ce ver jette un nombre prodigieux d'œufs, qui aprés être sortis de ſon ventre, & avoir groſſi dans l'inteſtin de l'homme, ſont ce que l'on trouve en ſi grande abondance ſous la forme de graine de concombre dans les excremens de ceux qui ont ce ver. Car, ſuppoſé que les petits Corps que nôtre Auteur appelle des œufs en ſoient effectivement; ce qui ne paroiſt pas vrai-ſemblable, comme on le dira dans la ſuite. Si ces pretendus œufs ſont en ſi grand nombre, qui peut en empêcher quelques-uns de ſe developer? Seroit-ce comme l'aſſure notre Auteur dans ſon livre des vers, parceque le ver d'où viennent ces œufs conſume ſeul tout le chyle qui leur ſeroit neceſſaire pour ſe developer entierement. Mais cette raiſon pourroit tout au plus avoir lieu pour expliquer comment les vers éclos ne peuvent atteindre faute de nourriture à la grandeur de celuy dont ils viennent; & elle ne fait point ſentir, pourquoi les œufs ne ſe developent point du tout. Car pour ſe developer, ils ont particulierement beſoin de chaleur, & s'il leur faut de la nourriture outre la chaleur, il en reſte toûjours aſſez dans les inteſtins pour cela.

Notre Auteur répond trois choſes dans ſon éclairciſſement. La premiere, que je devois prouver que les œufs du *Solium* n'ont proprement besoin que de chaleur pour se déveloper. La seconde, que quand cela seroit vrai, comme la chaleur est different selon la nature des matieres où elle se rencontre ; apparemment que la chaleur des matieres contenuës pour lors dans les intestins, est incapable de faire éclore les petits vers dont il s'agit. La troisiéme, que la partie du chyle que le *Solium* laissé, étant destituée de celle qu'il a devorée, devient trop amere par le mêlange de la bile pour être propre à nourrir & à faire éclore ces vers. Notre Auteur avoüe en même tems que sans ce mêlange le chyle restant seroit en assez grande quantité pour le developement des œufs en question.

Pour ce qui est de la premiere raison de notre Auteur, on n'a pas assuré tout-à-fait qu'il ne falloit que de la chaleur pour le dévelopement des œufs du *Solium*; on a seulement tâché de faire sentir que la chaleur étoit plus necessaire pour ce dévelopement que la quantité de la nourriture ; Cependant on auroit pû l'assurer avec d'autant plus de vrai-semblance qu'à la seule chaleur du four on fait eclore des poulets, & que les œufs des vers à soye se developent à la moindre chaleur.

Pour ce qui regarde la seconde raison de notre Auteur, on répond que si quelque chaleur paroist propre pour le dévelopement des œufs du *Solium*, c'est particulierement la chaleur même du *Solium*, & celle des matieres contenues dans les intestins, quoique remplies de bile. En effet, si la chaleur du four, quoi qu'étrangere à l'œuf de poule, fait bien éclore le poulet. Si la simple chaleur de l'air, ou quelqu'autre chaleur que ce puisse être, fait bien éclore les vers à soye ; que ne doit-on pas attendre de la chaleur du *Solium* par rapport à ses propres œufs ? cette chaleur jointe à celle des intestins est sans doute plus efficace, & plus naturelle aux œufs du *Solium* qu'aucun autre que notre Auteur puisse imaginer ; d'ailleurs on prouvera dans la suite que le mêlange de la bile avec les matieres contenues dans les intestins ne met aucun obstacle au dévelopement des œufs du *Solium*.

Enfin, pour la troisiéme raison de notre Auteur ; sçavoir que la partie du chyle que le *Solium* laisse, étant destituée de celle qu'il a devorée, devient trop amere par le mêlange de la bile pour être propre à nourir & à faire éclore les vers en question ; ne pourroit-on pas objecter

ter à notre Auteur qu'il ſoûtient bien dans ſon livre que les œufs du *Solium* aprés être ſortis du ventre de ce ver, groſſiſſent dans l'inteſtin de l'homme ? Or, s'ils groſſiſſent, c'eſt ſuivant luy-même par le moyen des ſucs contenus dans les inteſtins. Si donc ces ſucs, quelques chargez de bile qu'ils ſoient, ſont bien capables de nourir & d'étendre les œufs du *Solium*, pourquoi ne feront ils pas eclore les vers ; car l'un paroiſt ſuivre de l'autre ; de plus, comment notre Auteur eſt-il ſi bien informé que le mêlange de la bile avec le chyle eſt aſſez puiſſant pour empêcher les œufs du *Solium* de ſe déveloper. Ne ſuppoſe-t-il pas cela *gratis*, pour avoir lieu d'acorder enſemble ſa pretendue obſervation ſur le *Solium* avec ce qu'il appelle les œufs de ce ver: En effet les autres vers inteſtinaux ſont preciſément dans le même cas que le *Solium*. Suivant notre Auteur [a] la bile leur eſt contraire, ils craignent tous cette liqueur ; & par conſequent ils ſont naturellement portez à chercher, auſſi bien que le *Solium*, un chyle le moins mêlangé de bile qu'il ſe puiſſe. Cependant malgré cette averſion, pour le fiel, leurs œufs ſe developent dans les inteſtins, quoique ſouvent tres

a P. 89.

remplis de bile, & les vers nouvellement éclos s'y nourrissent & y vivent; c'est un fait connu de tout le monde & confirmé par l'observation suivante, qui vient assez bien au sujet.

Je fus appellé il y a quelque tems pour voir une Dame incommodée de douleurs violentes d'estomac, qui redonbloient considerablement quand son estomac étoit vuide; elle avoit un teint pâle & livide; elle étoit fort maigre, quoiqu'elle eût eu auparavant beaucoup d'embompoint; elle n'étoit presque jamais sans une petite fiévre; & elle rendoit de tems en tems des vers dans ses déjections. Elle avoit pris quantité de remedes pour les vers, qui n'avoient fait qu'augmenter ses douleurs d'estomac. J'eus le bonheur de luy en conseiller un qui luy fit jetter par la bouche deux vers ronds, d'une grandeur assez considerable. Ces vers, suivant les apparences, habitoient dans l'estomac, & y causoient les douleurs que la malade ressentoit; car aprés qu'ils furent sortis la malade se trouva parfaitement guerie.

Il paroist par cette observation que les vers stomachaux dont on vient de parler, vivoient de pur chyle, & que la partie restante de ce même chyle qui passoit dans les inteſtins, quoique deſtituée de celle qu'ils avoient devorée, & devenue d'autant plus amere par le mêlange de la bile, ne laiſſoit pas de faire éclore & de nourir un grand nombre de petits vers que la malade jettoit de tems en tems par bas. Si les petits corps à qui notre Auteur donne le nom d'œufs, ſont effectivement des œufs du *Solium*, pourquoy ne ſe developent-ils pas dans les inteſtins comme ceux dont on vient de parler. Notre Auteur a-t-il quelque preuve que la bile faſſe une plus forte impreſſion ſur les œufs de ce ver, que ſur ceux des autres vers inteſtinaux.

On fait une ſeconde inſtance à notre Auteur au ſujet du *Solium*, & on luy dit qu'au moins quand une fois ce ver eſt ſorti du corps, rien n'empêche que les œufs qu'il y a laiſſez ne ſe nouriſſent, & que cette eſpece de ver ne ſe rengendre. En effet, le chyle étant alors plus abondant il prédomine beaucoup ſur la bile, & par conſequent il n'acquiert qu'une amertume tres-legere; ce qui s'accorde parfaitement avec le raiſonnement de notre Auteur; auſſi ne peut-il s'empêcher de convenir de la force de cette objection; cependant il a eu le bon heur d'y trouver une reponſe tout-à-fait ingenieuſe. Le *Solium*, dit-il, ne ſort point de luy-même; pour le chaſſer il faut recourir à des remedes, & ces remedes chaſſent en même tems les œufs du *Solium*, ou les tuent, s'il en reſte quelques-uns. Mais premierement ſi ce ver ne ſort point ſans remede, pourquoy notre Auteur, aſſeure-t-il, dans ſon livre, [a] *que l'on voit des Enfans nouveaux nez, rendre des vers de cette même eſpece, qui ſont extrêmement longs, & cela dés la premiere fois que ces Enfans vont du ventre; ainſi que l'experience l'a fait voir pluſieurs fois, & que l'a remarqué Hypocrate.* Car il n'y a pas lieu de croire que l'on ait donné à ces Enfans des remedes pour les vers, dés la premiere fois qu'ils ont été du ventre. Les remedes n'agiſſant donc en cette occaſion ni ſur le *Solium*, ni ſur ſes œufs; ces mêmes œufs peuvent ſe developer ſans obſtacle.

En ſecond lieu, ne peut-il jamais arriver que le *Solium* ſe trouve contraint par quelque cauſe particuliere que ce puiſſe eſtre, & que cherchant une ſituation plus commode, il s'échappe de luy-même au dehors. On voit aſſez ſouvent de grands vers inteſtinaux ſortir des in-

a P. 31.

testins sans le secours d'aucun remede, & même quelquefois sans que la personne s'en apperçoive. Le *Solium* s'est-il donc engagé avec notre Auteur de ne sortir jamais de la même maniere?

Mais quand bien même le *Solium* ne sortiroit que par un remede, ce remede seroit-il toûjours assez puissant pour chasser ou pour tuer en même temps cette multitude prodigieuse de pretendus œufs qui accompagnent le *Solium*; aucun n'échaperoit-il à la fureur du remede; & pour me servir encore de la comparaison des autres vers intestinaux, les remedes qui les tuent & qui les chassent, quoique fort efficaces, font-ils toûjours la même chose a leurs œufs? N'observe-t-on pas souvent le contraire dans la pratique de Medecine? Pourquoy donc les remedes auront-ils plus d'effet sur les œufs du *Solium*, que sur les œufs des autres vers intestinaux?

De tout ce qui a été dit, on peut juger de la bonté des differens raisonnemens de notre Auteur pour accorder ensemble sa pretendue observation sur le *Solium*, avec ce qu'il appelle les œufs de ce ver; apparemment que ces raisonnements ne l'ont pas pleinement satisfait; car aprés les avoir deffendus du mieux qu'il a pû dans son éclaircissement ; il en apporte encore un autre, qu'il dit être le plus vraisemblable, & qu'il donne pour cela en dernier lieu ; il devoit le donner d'abord sans faire de montre. Cependant quelque vraisemblable que luy paroisse cette derniere explication qu'il a bien voulu nous donner dans son éclaircissement ; il seroit aisé de faire voir qu'elle n'est pas exempte de defauts, non plus que les autres dont on a déja parlé ; mais il ne s'en sert point dans son livre des vers & l'on ne veut point s'engager à suivre par tout notre Auteur.

Au reste, il est à remarquer, qu'aprés avoir fait bien des raisonnemens ; il avouë enfin, avec beaucoup de sincerité, que M. de la Solaye Avocat au Parlement a jetté deux *Solium* bien distincts. Ce qui prouve évidemment la fausseté de ce qu'il dit en propres termes dans son livre des vers ; *sçavoir que le Solium est toûjours seul de son espece dans le corps de l'homme.* Cet aveu sincere de notre Auteur fait esperer qu'il voudra bien encore convenir quelque jour que ses pretendus œufs du *Solium* ne sont autre chose que les excremens mêmes de ce ver. C'est une verité qui paroist non-seulement par l'anatomie du *Solium*, & par la consistance & la figure de ces pretendus œufs ; mais encore parceque si ce nombre prodigieux de petits corps que notre Auteur appelle des œufs , en estoit effectivement ; ces œufs malgré tous les beaux raisonnemens de notre Auteur, se developeroient dans les intestins comme ceux des autres vers intestinaux ; & ce ver seroit du moins aussi commun qu'aucun autre ver intestinal ; ce qui est absolument contraire à l'experience.

On finissoit l'article du *Solium* par ces mots. *C'est attaquer notre Auteur dans ses retranchemens , que de luy prouver qu'il s'est trompé sur ce ver , car c'est peut-être ce qu'il a le mieux connu ; & il marque assez dans sa Preface que c'est à cet insecte qu'est dû le beau Traité que nous avons de luy sur les vers.* Le mot de beau Traité ne luy a pas plû ; il dit que je veux apparemment donner atteinte à l'approbation qui est à la teste de son livre , & faire douter du discernement de celuy qui l'a faite. Je ne sçai s'il songe bien à ce qu'il avance ; mais il me paroist donner icy des armes contre luy. Car enfin , s'il croit qu'une approbation interesse l'honneur de celuy qui la donne, & qu'elle le rende reſponſable de toutes les fautes d'un Ouvrage ; c'eſt luy-même qui donne atteinte au jugement de ſon illuſtre Approbateur, & qui le commet icy mal-à-propos, puiſqu'il avoue qu'il y a des propoſitions dans ſon livre que j'ay eu tort de n'accuſer que d'affectation, & qui ſont tout-à-fait inſoûtenables ; mais on ſçait trop qu'une approbation n'engage rien, à moins que ce ne ſoit en matiere de Religion, & je ne croy pas que notre Auteur nous veuille donner pour articles de foy tout ce qu'il a mis dans ſon livre. En toute autre matiere une approbation ne doit être regardée, que comme une eſpece de paſſeport ſans lequel un ouvrage ne pourroit parvenir à l'mpreſſion, & qu'on ne peut guere luy refuſer quand il n'en eſt pas tout-à-fait indigne, ſur tout quand il s'agit de nouvelles découvertes, & d'experiences phyſiques dont l'examen & la diſcuſſion ne peuvent être qu'utiles au Public. Il ne faut donc pas croire que nous prenions le change en cette occaſion : le merite de l'Auteur & celuy de l'Approbateur n'ont icy rien de commun, & l'on peut ſans manquer à l'eſtime, & au reſpect que l'on doit à l'un, rendre

rendre auſſi juſtice à l'Ouvrage de l'autre. Je m'engageray neanmoins, s'il veut, pour luy ôter tout ſujet de plainte, à ne donner jamais le nom de beau Traité à ſon livre des vers, ni à aucun autre Ouvrage qui parte de ſa main, pourvû qu'il veuille deſormais ne ſe deffendre que par la raiſon, & renoncer à l'autorité des Lettres & des Approbations.

On s'étonne de ce que notre Auteur en traduiſant dans ſon livre des vers, un paſſage de Job, luy faſſe dire une choſe qu'il ne dit point du tout ; ſçavoir que la moelle nourrit les os, Cette opinion ancienne eſt rejettée comme fauſſe & inſoûtenable des plus habiles Anatomiſtes modernes, Cependant notre Auteur, pour ne ſe point dementir, la ſoûtient dans ſon éclairciſſement, & il ne dit rien d'eſſentiel pour la prouver, que ce qui eſt dans les livres des anciens. Mais comme tous ces Auteurs ont été ſuffiſamment réfutez, je n'entreprendrai point ici de les refuter encore dans la perſonne de l'Auteur de l'éclairciſſement.

Je finirai cette Lettre par un endroit de cet éclairciſſement où je ne ſuis point celui que notre Auteur attaque, mais où il n'a pas pour cela plus de raiſon. Mr D... de l'Academie Royalle des Sciences définit la moelle un amas de plusieurs vesicules membraneuses tres-deliées, ouvertes les unes dans les autres & remplies d'une matiere huileuse, coulante, & liquide. Il dit que ce corps est d'un sentiment tres-exquis, & il le prouve par des experiences qui ne peuvent être contestées, & dont quelques-unes ont été faites à l'Academie Royalle des Sciences. Cet illustre Anatomiste appelle donc la moelle, ce tout composé de vesicules, & d'une liqueur onctueuse contenuë dedans; mais comme dans la suite en expliquant l'usage de cette liqueur, il luy donne aussi le nom de moelle, quoiqu'elle ne soit qu'une partie de ce tout, qu'il a appellé auparavant moelle, notre Auteur prend de là occasion de dire, que Mr D... attribuë du sentiment à cette liqueur onctueuse; & comme cette erreur est fort considerable, il prie le Lecteur de ne pas trouver mauvais qu'il la refute en passant. En verité peut-on rien imputer de plus absurde: Notre Auteur croit-il que cet excellent Anatomiste ait eu le dessein de prouver à toute l'Academie une chose aussi ridicule, & que bien loin de la relever, elle y ait donné son approbation, en la laissant imprimer dans son Histoire, & dans ses

Memoires ? il fait là beaucoup d'honneur à l'Academie, & en particulier à celuy qu'il attaque. Il eſt même à remarquer que quand Mr D.. définit la moelle un amas de pluſieurs veſicules remplies d'un ſuc huileux ; notre Auteur ne le reprend pas d'avoir dit que la moelle priſe en ce ſens eſt d'un ſentiment exquis ; il l'accuſe ſeulement en cette occaſion de confondre par cette définition le contenant avec le contenu ; mais quand Mr D... parle dans un autre endroit ſelon le ſens de notre Auteur, & qu'il donne le nom de moelle au ſuc huileux, notre Auteur luy fait dire que ce ſuc eſt ſenſible, quoiqu'il n'ait effectivement attribué de la ſenſibilité qu'au corps veſiculaire rempli d'un ſuc huileux, ou à la moelle priſe dans un ſens plus étendu ; d'où il paroiſt clairement que notre Auteur a fait parler à deſſein Mr D... tout autrement qu'il ne s'eſt exprimé luy-même.

Au reſte notre Auteur n'a-t-il jamais vû donner le même nom à un tout, & à une partie de ce tout ? les Anciens n'appellent-ils pas le ſang, un composé des quatre humeurs, dont il y en a une qu'ils nomment auſſi le ſang, dans une ſignification moins étendue ? pourquoy

Mr D... ne pourra-t-il pas faire la même chose au sujet de la moelle? Mais quand bien même il auroit eu tort de donner le même nom de moelle au tout, & à la partie, ce seroit tout au plus une improprieté de terme, qui ne meriteroit pas d'être relevée; car on n'a qu'à lire le Memoire de Mr D. pour être aussi-tôt convaincu qu'il n'attribue pas du sentiment à la liqueur onctueuse, mais aux vesicules membraneuses qui la renferment. Personne ne s'y peut méprendre que ceux qui auront leur raison pour cela. Notre Auteur ne cesserat-t-il donc jamais de mêler aussi mal-à-propos dans notre dispute, des personnes qu'il ne devroit pas faire soufrir de sa mauvaise humeur?

Voilà, Monsieur, toute la premiere partie de ma replique: J'aurai l'honneur de vous envoyer incessamment la seconde. Je suis, &c.

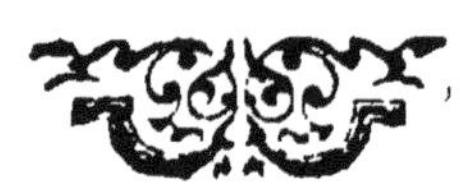

TROISIEME LETTRE

Ecrite à Monsieur Boudin, Conseiller d'Etat, premier Medecin de Monseigneur, Docteur Regent, & ancien Doyen de la Faculté de Medecine de Paris; sur le livre de la generation des vers dans le corps de l'homme.

MONSIEUR,

Pour prouver que l'Auteur du livre des vers se trompe dans tous les articles de son livre que j'ay repris dans ma premiere Lettre du mois de Novembre 1703. il ne me reste plus qu'à examiner les raisons dont il se sert dans son éclaircissement, pour deffendre ce qu'il a avancé dans son livre sur plusieurs remedes contre les vers, & pour sauver deux fautes considerables, dont l'une est le vin de mauve qu'il prend pour du vin de malvoisie; & l'autre l'huile de tartre qu'il regarde comme un puissant acide. Vous sçavez, Monsieur, que cet examen fait le sujet de la seconde partie de ma replique, dans laquelle vous appercevrez aisément que notre Auteur n'a pas moins de tort que dans la premiere dont j'ay eu l'honneur de vous entretenir dans ma Lettre precedente.

Notre Auteur rejette dans un Chapitre exprès la plûpart des remedes contre les vers, qui ont été établis depuis longtems par un grand nombre d'experiences, & il en substitue d'autres qu'il veut faire passer pour être beaucoup plus efficaces, & sujets à moins d'inconvenients. Il a en cela ses raisons, & il est aisé de les deviner. On va voir par la suite si l'on doit faire un grand fond sur tout ce qu'il publie au sujet des remedes contre les vers, & sur les grandes experiences qu'il pretend avoir.

Il dit [a] que le *semen contra* est contraire aux vers, mais qu'il échaufe considerablement, & il le place parmi les remedes contre les vers à éviter. On demande si les oignons, l'ail, la moutarde, qu'il met au nombre de ses remedes excellents, échaufent moins, & sont plus specifiques pour les vers. Il répond dans son éclaircissement que le *semen contra* échaufe & cause en même tems la fiévre, ce que les remedes dont on vient de parler ne font point.

Je ne sçai s'il ne seroit point à souhaiter que sa remarque sur la pretendue mauvaise qualité du *semen contra*, fût

a *P.* 204.

veritable. On auroit, grace à cet Auteur, un ſpecifique pour exciter la fievre, comme on en a un pour l'arrêter. Ce qui pourroit avoir ſon utilité en certaines occaſions. Car enfin il ſe trouve ſouvent des cas où l'on juge communement qu'un accés de fievre ſeroit capable de diſſiper une partie de l'humeur dominante: & pour lors quelques grains de *ſemen contra* feroient auſſi tôt ce qu'on ſouhaiteroit. Mais malheureuſement on remarque tous les jours que cette graine, bien loin de cauſer la fievre, en arrête ou en diminue ſouvent les accés cauſez par des levains aigres & viſqueux; & en cela elle agit comme pluſieurs autres amers tels que la gentiane, l'abſynte, la petite centaurée. Dans quantité d'endroits on ne ſe ſert point d'autre remede pour les vers que du *ſemen contra*; dans le Languedoc on le donne aux Enfans mêlé avec un peu de miel, & l'on nomme cette compoſition *Barbotine*; ſi donc ce remede donnoit la fievre, comme notre Auteur le veut faire croire, on ne s'en ſerviroit pas auſſi communement, & l'on ne le donneroit pas indifferemment à toutes ſortes d'âges.

Il faut pourtant convenir que quand il eſt donné mal-à-propos, il produit quelquefois de mauvais effets. Par exemple, s'il trouve les premieres voyes remplies d'humeurs, acres & bilieuses, & qu'il soit repeté trop souvent sans aucune preparation, il augmente encore l'acreté de ces humeurs, & il ne seroit pas impossible qu'il causât pour lors quelques mouvements de fiévre. Mais on peut objecter que le même inconvenient arrivera dans le mauvais usage des meilleures choses, & même de la moutarde, & de plusieurs autres remedes de cette nature approuvez par notre Auteur & préferez au *semen contra*, quoique d'ailleurs ils ne soient pas reconnus aussi specifiques pour les vers. Ce n'est donc pas tant le remede que le mauvais usage du remede qui est à craindre, & l'on auroit mauvaise grace de proscrire pour des raisons aussi frivoles, d'excellents remedes, reconnus pour tels ; par exemple, personne ne peut disconvenir que le quinquina ne soit le plus seur remede que nous ayons en Medecine pour arrêter la fievre ; cependant si l'on vouloit faire attention aux mauvaises qualitez que plusieurs en ont effectivement ressenties pour en avoir fait un mauvais usage, on auroit autant de raison de mettre le quinquina dans la liste des mauvais remedes pour la fievre, que notre Auteur en a de mettre le *semen contra*, dans la liste des mauvais remedes pour les vers.

Au reste, dans le tems même que notre Auteur m'accuse mal-à-propos de luy en imposer en plusieurs articles, il tombe effectivement luy-même dans le defaut qu'il me reproche. Je dis, par exemple, que les remedes qu'il desapprouve sont établis par un grand nombre d'experiences, d'où je pretens conclure contre luy qu'ils ne sont pas à rejetter ; d'ailleurs, adjoûtay je, ceux qu'il substitue à la place ne paroissent pas être à beaucoup près aussi efficaces, & ils ont du moins autant d'inconveniens : & lui il me fait dire simplement, pour prouver que ces remedes sont bons, que ceux qu'il substitue à la place ne le sont pas tant. La page 30. de son éclaircissement contient encore de pareils deguisements; aprés quoy notre Auteur s'applaudit, en disant pour toute réponse, qu'il laisse à juger de la force de toutes ces preuves. On laisse aussi à juger de sa fidelité & de son exactitude dans ce qu'il raporte, & de ce qui a pû l'empêcher de trouver mes preuves meilleures.

On accuse notre Auteur de condamner l'usage du mercure doux pour les vers, & de ne le permettre que quand il y a quelque ſoupçon de vers Veneriens; Il nie le fait dans ſon éclairciſſement, & pour prouver que je luy en impoſe, il renvoye à la pag. 204. de ſon livre, où à la verité il ne dit pas tout-à-fait ce qu'on luy impute, quoique pourtant il y mette le mercure doux dans la liſte des remedes pour les vers qu'il faut éviter. Mais ſi notre Auteur a eu grand ſoin de ci er la page 204. il s'eſt bien gardé de citer la page 328, où il dit formellement dans un aphoriſme ce qu'il ne pretend pas avoir dit. Voici ſes propres termes. *Le mercure eſt bon contre les vers, mais il a de fâcheuſes ſuites, & l'on ne doit l'employer que lorſque les malades ſont attaquez de vers Veneriens.* On voit par-là que je n'en impoſe point à notre Auteur. Il n'auroit pas mal fait de lire exactement ſon livre avant que de répondre ; & il devoit d'autant moins ſe tromper ſur cet article que j'avois eu ſoin de marquer à la marge de ma premiere Lettre, la page 328.

Notre Auteur convient dans ſon livre des vers que l'eau où le mercure a trempé eſt bonne contre les vers ; mais il la défend pour pluſieurs incommoditez imaginaires qu'il luy attribue. On objecte qu'elle eſt bien auſſi ſpecifique pour les vers, & qu'elle ne produit pas plus de mauvais effets que l'eau à la glace qu'il met au nombre de ses remedes éprouvez. Il nie formellement dans son éclaircissement qu'il ait mis l'eau à la glace au rang des remedes excellens contre les vers, & qu'il ait dit qu'il l'a éprouvée. Il avoue qu'il a rapporté page 198. une experience de M. Perreau sur l'effet de la glace par raport à des vers nouvelement sortis du corps, & qu'à l'occasion de cette experience il a mis dans ses aphorismes page 326. *que de l'eau à la glace jettée sur des vers nouvellement sortis du corps, les fait quelquefois tomber tout d'un coup en eau.* Il dit ensuite que c'est là tout ce qu'il a remarqué sur l'eau à la glace à l'égard des vers ; ne croyant pas en avoir parlé dans aucun autre endroit de son livre que dans ceux qui ont été marquez cy-dessus. Mais s'il eût bien examiné la page 230. qu'il ne cite point dans son éclaircissement, il y auroit vû qu'il met l'eau à la glace dans la liste des remedes excellens qu'il dit en propres termes n'avoir copié de personne, & qu'il assûre lui avoir réussi, sans se mettre en peine si d'autres l'ont écrit ou non. Il est singulier qu'il se trompe si souvent sur des choses de cette nature, qu'il ne devroit pas ignorer.

Notre Auteur, à l'occasion de cet article & de quelques autres dont on a déja parlé, dit que quoiqu'ils ne fussent pas dans son livre, je n'ai pas laissé de les y voir. Mais s'il m'accuse à faux de voir dans son livre ce qui n'y est pas. Je puis l'accuser avec verité, de ne pas voir dans son livre ce qui y est effectivement, & ce que toute personne y peut aisément reconnoître.

On s'étonne de ce que notre Auteur rejette les aigres comme favorables aux vers, & que parmi ses remedes éprouvez il mette plusieurs aigres tout-à fait semblables à ceux qu'il a rejettez. Par exemple, il veut qu'on évite le vinaigre; parceque cette liqueur étant elle-même toute pleine de vers, ne peut qu'introduire dans le corps une grande quantité de vers & de semences à ver; d'ailleurs, ajoûte-t-il, les choses aigres sont propres à faire éclorre des vers, & par consequent rendent sujets aux vers ceux qui en font un usage familier. On objecte à notre Auteur que de tous les aigres celui qui ressemble davantage au vinaigre, c'est le verjus, qu'il met cependant parmi ses remedes éprouvez contre les vers. On remarque de plus, que le verjus observé avec un microscope laisse voir aussi bien que le vinaigre un grand nombre de petits vers.

Notre Auteur répond deux choses : la premiere, que le vinaigre est un acide de decomposition, & que celui du verjus ne l'est pas. Mais que devient cette réponse, si malgré la distinction qu'il apporte entre le vinaigre & le verjus, la Chymie nous apprend que ces deux acides ne peuvent se ressembler davantage par leurs effets, & par consequent par leur nature ? Or, il est certain que les corps qui se dissolvent par le vinaigre se dissolvent précisément de la même maniere par le verjus. Les cristaux faits avec ces deux acides conservent la même figure : en un mot la plûpart des experiences que l'on fait avec le vinagre, sont ordinairement les mêmes avec le verjus; & comment ne le seroient-elles pas ? puisqu'à parler en termes de Chymie, le vinaigre n'est autre chose qu'un verjus revivifié.

Mais quand bien même il se trouveroit quelque petite difference entre l'acide du vinaigre & celui du verjus, on ne conçoit pas pour cela qu'ils dûssent avoir des vertus tout-à-fait opposées ; ils produiroient seulement en qualité d'acide, le même effet, l'un avec plus, & l'autre avec moins de force. La verité de ce raiſonnement eſt confirmée par la pratique de Medecine, où l'on voit tous les jours que des eſprits acides bien plus differens entr'eux que ne ſont le vinaigre & le verjus, ſont neanmoins à peu de choſes prés ſemblables en vertus ; & l'on ne voit point que ces mêmes eſprits acides produiſent des effets auſſi contraires que ceux que notre Auteur attribue au vinaigre & au verjus.

La ſeconde raiſon ſur laquelle notre Auteur inſiſte davantage, comme celle qu'il a cru qu'on lui pouvoit le moins conteſter, c'eſt la difference des effets qu'il a remarquez dans le vinaigre & dans le verjus. On n'a autre choſe à repliquer, ſinon que l'on a remarqué tout le contraire de ce que notre Auteur aſſeure, & que le vinaigre auſſi-bien que le verjus ſont plus propres à tuer qu'à faire naître des vers. Cependant il faut convenir, qu'aucun de ces deux acides n'eſt un remede bien aſſeuré pour cela. Notre Auteur n'auroit-il point examiné le vinaigre & le verjus dans la pratique de Medecine, comme il paroît par ſon Eclairciſſement qu'il a éprouvé l'eau à la glace, & pluſieurs autres remedes qu'il cite dans ſon livre des vers, & dont on va parler ?

Si cela est, on auroit grand tort de ne pas croire sur sa parole des faits si bien averez.

Il dit dans sa Preface, qu'il prend garde à ne rapporter aucun remede douteux, & qu'il n'ait éprouvé ; & dans la conclusion de son livre il avertit encore que les remedes qu'il a rapportez sont seurs, & que la connoissance qu'il a de leurs vertus n'est point l'effet de son raisonnement, mais de ses observations : qu'il n'a point voulu remplir ce Traité d'un grand nombre de remedes, & de formules répandues dans la plûpart des livres de Medecine. Cela étant, il sembleroit que le vin de mauve. qu'il rapporte en plusieurs endroits de son livre, est un remede sûr & éprouvé par notre Auteur pour les vers Encephales ; mais comme il seroit aisé de faire voir le contraire, & que d'ailleurs on a prouvé qu'il n'a publié ce prétendu remede qu'à l'occasion d'un passage de Forestus, dans lequel il a cru le trouver, & qu'il a traduit de la maniere du monde la plus plaisante, il n'a pas jugé à propos de soutenir dans son éclaircissement qu'il eût éprouvé le vin de mauve, non plus que celui de malvoisie, qui est le veritable vin dont parle Forestus ; il avertit même, poussé par un excez de bonne foi qu'il y a plusieurs remedes dans son livre des vers qu'il n'a point éprouvez ,& qu'il n'a rapportez que sur la foi de quelques Auteurs, & il avoue qu'il a parlé trop universellement , particulierement dans la conclusion de son livre. Le Public doit sçavoir gré à notre Auteur de cet aveu ; si ce n'est que ce même aveu ne fasse de la peine à ceux qui sur ses promesses s'étoient flatez d'abord de ne trouver dans son livre que des remedes choisis & assurez, & qui se trouvent déchûs de leurs esperances. Comment presentement distingueront - ils ses remedes éprouvez d'avec ceux qu'il n'a simplement rapportez que sur la foi des Auteurs? car il donne les uns & les autres de la même maniere & avec une égale confiance , comme on le peut voir par cet aphorisme, où il prononce que le vin de mauve , *ou de malvoisie*, est un remede souverain contre les Encephales ; que peut-il dire de plus des remedes qu'il a éprouvez lui-même , & dont il a une connoissance certaine ?

Pour ce qui est du vin de mauve traduit ainsi par notre Auteur d'un passage Latin, où entre *vinum malvaticum* ,on remarquoit que le rapport de *malvaticum* avec *malva* l'avoit trompé ; que cepen-

dant

dant le mot de *malvaticum* étoit fort connu dans les Pharmacopées, & l'on s'êtonnoit qu'il ne l'eût pas entendu. L'Auteur de l'Eclairciſſement avertit qu'il a corrigé cette faute dans l'*errata* de ſon livre des vers.

Il faut avoüer qu'on n'a pas penſé un inſtant à aller conſulter cet *errata* pour une erreur de cette nature, qui ne peut point être regardée comme une faute d'impreſſion, & même que notre Auteur n'a pas oſé faire paſſer pour telle dans ſon Eclairciſſement.

On croyoit qu'un *errata* ne devoit ſervir que pour l'eſpece de faute dont on vient de parler, ou tout au plus pour de certaines fautes legeres qui peuvent échaper aux plus habiles ſans faire de tort à leur capacité. Enfin on ne s'imaginoit pas que notre Auteur étoit aſſez peu jaloux de ſa reputation pour laiſſer aux yeux du Public une mépriſe auſſi conſiderable, aprés en avoir été averti par un ami ſincere, comme on l'a appris depuis peu. Il n'eſt donc pas étonnant qu'avec cette idée on ne ſe ſoit pas aviſé d'avoir recours en cette occaſion à l'*errata* de notre Auteur. On étoit trop perſuadé que s'il eût reconnu ſa faute, il n'auroit employé qu'un bon carton pour la cacher aux yeux de tout le monde, & pour empêcher les gens credules, qui ne songent pas toujours en pareil cas à un *errata*, de mettre en usage sur sa parole le vin de mauve au lieu du vin de malvoisie. Mais enfin, puisqu'il a bien voulu se contenter d'un *errata*, il devoit au moins y corriger exactement tous les endroits de son livre où il nous donne du vin de mauve pour du vin de malvoisie. Cependant il n'en corrige que deux ou trois, & il en laisse quelques autres, qui sont pourtant d'une aussi grande consequence que ceux qu'il a corrigez. Apparemment que cette faute lui a paru trop peu considerable pour y regarder de si prés. Mais quand il s'est agi dans son *errata* de substituer un *y* à un *J*, ou de quelque autre chose de cette importance, il a bien fait voir qu'il ne manquoit pas d'exactitude.

Notre Auteur maltraite fort en plusieurs endroits de son livre certains demi-Sçavants qu'il accuse de mettre les acides & les alkalis à toutes sortes d'usages, & à qui il fait dire beaucoup d'absurditez. On s'étonne de ce que non content d'avoir ainsi déclamé contr'eux, il leur lance encore un aphorisme, par lequel il prononce souverainement, *que la doctrine des acides & des alkalis mal en-*

tendue empêche souvent qu'on ne donne à temps des remedes purgatifs qui chasseroient les vers. Apparemment que les aphorismes ne coûtent guere à cet Auteur : car il en fait indifferemment sur toute sorte de sujets avec la même facilité, ce qui marque sa fecondité extraordinaire. Il est vrai qu'il ne faut pas être grand Praticien, ni même avoir vû des malades, pour en fabriquer de pareils. Il est encore vrai que ces sortes d'aphorismes ne servent absolument de rien dans la pratique de Medecine, qu'il vaudroit autant ne les point faire ; & qu'ils ne meritent en aucune façon le nom qu'on leur donne : En effet personne n'ignore que tout sistême mal entendu est capable d'induire à erreur ; mais aussi il ne faut pas y regarder de si prés, & le titre de faiseur d'aphorismes a trop d'attraits, pour ne pas passer pardessus des minuties de cette nature. D'ailleurs, si de semblables aphorismes n'apportent aucune utilité à ceux qui les lisent, du moins font-ils reverer leur Auteur d'un certain nombre d'admirateurs indiscrets qui ne les lisent pas, & qui croyent en general qu'un faiseur d'aphorismes est toujours un homme fort audessus des autres : ce qui suffit pour justifier la peine qu'il a prise à faire des aphorismes. On peut donc, à l'exemple de notre Auteur, faire un aphorisme pour annoncer au Public une chose qu'il ne sçait peut-être déja que trop ; sçavoir, *que le sistême des vers mal entendu empêche souvent de tirer des indications justes, & d'appliquer des remedes convenables à une maladie.* Si cet aphorisme n'est pas du goût de notre Auteur, il est pourtant sur le modelle des siens, & il ne paroît pas moins necessaire pour contenir les demi-Sçavans par rapport au sistême des vers, que celui de notre Auteur pour les demi-Sçavans dans le sistême des acides & des alkalis.

Au reste, il paroît que notre Auteur devoit un peu plus menager qu'il n'a fait les demi-Sçavans, qu'il accuse de ne point entendre la doctrine des acides & des alkalis : puisqu'en cela même il commet des fautes dont le moindre de ces demi-Sçavans pourroit aisément le relever. Voici le fait que l'on n'avoit expliqué qu'à demi dans la Lettre du mois de Novembre 1703. & que l'on va mettre dans tout son jour.

Une personne demande à notre Auteur si l'on pourroit mesler de l'eau de chardon beni avec une autre eau qui entroit dans un breuvage qu'il avoit ordonné contre les vers ; il répond qu'il s'en faut bien garder ; car quoique ces deux eaux se rapportent en vertus, cependant, dit-il, deux choses qui ont une même qualité étant seules, la perdent quelquefois étant meslées. Par exemple, continue-t-il, l'huile de Vitriol, & l'huile de tartre qui sont chacune fort acides, & fort piquantes, ne sont pas plutost ensemble, qu'elles perdent toutes leurs pointes, & font une liqueur insipide.

On reproche à notre Auteur de faire deux fautes dans cet exemple : la premiemiere, de prendre l'huile de tartre, qui est le plus grand alkali que nous ayons, pour un puissant acide ; la seconde, de prétendre que les huiles de tartre & de vitriol meslées ensemble font une liqueur insipide. Il passe condamnation dans son Eclaircissement sur la derniere faute, & pour la premiere il s'imagine l'avoir corrigée dans son *errata*. Mais outre qu'il devoit aussi peu avoir recours à un *errata* pour cette méprise, que pour celle du vin de mauve, il se trouve encore que cet *errata*, bien loin de le disculper, lui fait commettre une troisiéme faute aussi considerable qu'aucune des deux autres, & qu'on n'auroit pas manqué de relever, si l'on s'étoit avisé d'abord de consulter l'*errata* de son livre. Il marque donc, qu'au lieu de ces mots (l'huile de vitriol & l'huile de tartre *qui sont chacune fort acides*) il faut substituer ceux-ci ; *dont l'une est fort acide & l'autre fort acre.*

On pourroit objecter à notre Auteur, que cette correction est peu exacte, & que le terme d'acre ne convient pas plus aux sels alkalis qu'aux sels acides ; puisque ces derniers sont souvent de tres-puissans corrosifs ; & qu'ils sont les poisons les plus acres que nous ayons dans la nature ; comme le sublimé corrosif, & plusieurs autres qu'il est inutile de citer. Mais passons-lui ce mot qu'il a regardé mal à propos avec plusieurs autres Auteurs, comme sinonime à alkali & accordons-lui, qu'il prétend dire dans son *errata* que l'huile de tartre est un puissant alkali, & l'huile de vitriol un puissant acide ; si cela est, son exemple bien loin de prouver quelque chose, n'a pas le moindre rapport avec son raisonnement ; en effet il a à faire voir que deux choses qui ont une même qualité étant seules, la perdent quelquefois étant meslées ; & il se sert pour cela de deux huiles qu'il convient ne pouvoir être plus opposées entr'elles par leur nature. Notre Auteur ſe trouve donc dans la cruelle neceſſité de ſoutenir que l'huile de tartre eſt un fort acide, s'il veut qu'il y ait de la ſuite dans ſon diſcours ; & il étoit inutile de vouloir corriger ſa faute dans un *errata*, pour en faire une nouvelle, qui demanderoit un *errata* de l'*errata*.

Mais enfin, quand bien même notre Auteur auroit exactement corrigé ſa faute dans ſon *errata*, quand avec cette correction il feroit quadrer ſon exemple avec ſon raiſonnement, ce qui eſt abſolument impoſſible ; comme ſa faute ſur l'acidité prétendue de l'huile de tartre, n'en eſt point une d'impreſſion, on auroit encore toute la raiſon du monde de la lui reprocher ; puiſque dans le temps même qu'il accuſe les autres dans ſon livre de ne point entendre la doctrine des acides & des alkalis ; il y tombe ſur le même ſujet dans une erreur groſſiere que l'on voit qu'il n'a reconnue que depuis l'impreſſion de ce livre, & peut-être encore par le ſecours de quelques-uns de ſes demi-Sçavans.

Au reſte, ſi j'ai pris en quelque ſorte la défenſe de ces demi-Sçavans ; notre Auteur ne doit pas m'accuſer pour cela d'être un partiſan zelé des acides & des alkalis, ni me croire de ſentiment que ces deux principes sont capables de tout expliquer ; je n'ai prétendu par là autre chose sinon lui faire sentir qu'il pourroit bien être interessé à ne point tant maltraiter ces demi-Sçavans sur une chose dont il ne paroît pas trop bien instruit ; & pour ce qui regarde l'abus que certaines gens font du sistême des acides & des alkalis, s'il avoit assisté à quelques unes de mes Explications aux Ecoles de Medecine, où j'ai l'honneur de professer le Cours, il m'y auroit vû enseigner qu'on ne doit adopter ce sistême, qu'autant qu'il peut rendre raison d'un certain nombre de phenoménes ; que bien loin d'être propre à tout, il est à rejetter en plusieurs occasions : que la plûpart des fermentations qui arrivent dans la nature se font par le combat des huiles & des acides ; Enfin, on auroit tâché de lui exposer ces choses si clairement, que peut-être seroit-il demeuré convaincu qu'il s'en faut beaucoup que l'on ait autant d'attache pour le sistême des acides & des alkalis, qu'il a d'entêtement pour celui des vers.

Notre Auteur donne encore une preuve de la grande connoissance qu'il a en Chymie, par une operation de sa façon, qu'il seroit assez difficile d'executer. Il suppose d'abord un composé d'or & de

fer

fer, & il dit enſuite, que ſi l'on jette ſur ce compoſé de l'eau regale, cette eau ira porter ſon action ſur l'or, & ne touchera point au fer. On demande 1°. comment il fait ſes compoſez d'or & de fer; parceque l'on n'a pas encore trouvé le ſecret de lier le fer avec aucun autre métail: 2°. on l'aſſeure qu'à moins d'une défenſe expreſſe de ſa part, l'eau regale ſera aſſez hardie pour diſſoudre le fer auſſi-bien que l'or.

Notre Auteur répond à la premiere objection, que par un compoſé d'or & de fer, il n'entend qu'un meſlange de limail d'or, & de limail d'acier; on pourroit lui dire qu'à parler proprement, ce meſlange n'eſt point ce qu'on appelle, un compoſé d'or & de fer; mais on lui veut bien paſſer ſa réponſe, & l'on n'auroit pas même attaqué cet endroit de ſon livre, ſi dans l'exemple qu'on vient de citer, il n'y eût eu que cette faute à reprendre; mais comme elle étoit jointe à une autre plus conſiderable, on s'eſt crû obligé de les relever toutes les deux.

Pour ce qui regarde l'autre faute de notre Auteur, ſçavoir que l'eau regale ne peut diſſoudre le fer; il avoue dans ſon Eclairciſſement, que c'eſt là viſiblement une mépriſe, & une des plus grandes. En cela on n'a rien à lui repliquer.

Voilà, Monsieur, tout ce que j'avois à dire contre l'Eclaircissement sur le livre de la generation des vers. Il me paroît de plus en plus par la lecture de ce livre, que son Auteur y a particulierement voulu faire entendre trois choses au Public. La premiere, que là plûpart des maladies viennent de vers, & qu'il sçait parfaitement les distinguer. La seconde, que les remedes dont on se sert ordinairement contre les vers, ou ne font rien, ou en produisent eux-mêmes, ou étant propres contre les vers, ont d'ailleurs de mauvaises qualitez qui les rendent plus nuisibles que salutaires. La troisiéme chose qu'il m'a paru vouloir faire sentir, c'est qu'il a des remedes infiniment meilleurs & plus specifiques que les autres. Pour le faire croire il auroit peut-être mieux fait de ne point publier ces remedes; mais il s'est apparemment imaginé qu'on ne devoit point faire mystere de choses si precieuses, & dont la connoissance interesse la santé de tant de personnes. Cette conduite est d'autant plus belle, qu'elle n'est pas ordinaire; car tous ceux qui ont des remedes bien specifiques, ne sont pas si pressez de les découvrir aux autres. Enfin ce trait est digne du livre des vers, où il se trouve bien d'autres choses extraordinaires. Cependant l'Auteur de ce Traité ne risque peut être pas tant qu'on le croiroit, & quoiqu'il ait découvert aux autres ses secrets les plus rares & les plus cachez, il pourra bien encore demeurer long-temps seul à les mettre en usage, préferablement à ceux dont on a déja fait un grand nombre d'experiences, & dont on connoît seurement les grandes vertus. Je suis,

Monsieur,

Votre, &c.

www.ingramcontent.com/pod-product-compliance
Ingram Content Group UK Ltd.
Pitfield, Milton Keynes, MK11 3LW, UK
UKHW020333180726
13839UKWH00002B/690